AF481866

TBM®
Theatrical Based Medicine
di Renato Giordano

TBMC®
Theatrical Based Communication
Di Renato Giordano

© 2021 Look Studio Srl
CNBE 34010

Grafica copertina: Paul Sherman

I Edizione: Dicembre 2021

www.theatricalbasedmedicine.com
www.cnimusic.it
www.facebook.com/cnicompagnianuoveindye
www.hiqustore.com

ISBN 979-12-80378-03-3

COMPAGNIA NUOVE INDYE®
CNI distribuzione@cniunite.com

Puoi ascoltare la playlist scansionando il QRCode
https://qrco.de/TBMilmetodo

Renato Giordano

TBM
Theatrical Based Medicine

COMPAGNIA NUOVE INDYE

Renato Giordano

TBM

Theatrical Based Medicine

Theatrical Based Communication

COMPAGNIA NUOVE INDYE

Biografia di Renato Giordano

Renato Giordano nella vita ha svolto per più di 40 anni due lavori: medico ed artistico. È un medico, specializzato in endocrinologia, e lavora presso la UOC di Diabetologia e Dietologia della ASLRoma1, all'Ospedale S. Spirito di Roma. È stato Presidente regionale di AMD (Associazione scientifica dei Medici diabetologi) ed è presidente della SIMT (Società italiana di medicina teatrale). Esperto in comunicazione ha inventato, validato e registrato nel mondo (dal 2009) un metodo di comunicazione pratica in medicina che ha chiamato TBM (Theatrical Based Medicine), metodo di comunicazione che utilizza le tecniche teatrali ma anche la musica, il mimo, il butho, le tecniche di prestidigitazione. Nell'altro lavoro è Regista, autore, attore, musicista, ha all' attivo circa 120 regie teatrali in tutto il mondo, ed ha scritto 38 testi teatrali tutti rappresentati e premiati. È direttore artistico del teatro Tordinona di Roma, e ha lavorato alla direzione artistica e/o come regista al Teatro Stabile di Roma (Argentina), al Festival del Teatro Italiano, al Dramma Antico di Siracusa (ciclo tragedie), al Teatro Greco Romano di Taormina, allo stabile di Palermo (Biondo), etc. È segretario nazionale dello SNAD (sindacato nazionale autori drammatici e radio televisivi) dal 1994 ad oggi. Ha lavorato con vari ruoli per RAIUNO. Ha scritto centinaia di canzoni e ha vinto un premio della critica al festival di Sanremo. Nel 2021 è uscito un suo romanzo "Prossima fermata l'isola che c'è", sulla scoperta dell'insulina, che è un best seller, tradotto già in 5 lingue e vincitore di molti premi.

Per approfondimenti vedere www.renatogiordano.it o www.renatogiordano.com - il sito della TBM, www.theatricalbasedmedicine.com.

Renato Giordano

Theatrical Based Medicine
Manuale

Ringraziamenti:

Ringrazio tutti quelli che hanno lavorato con me nella TBM, ed in particolare Emmanuel Gallot Lavallèe e Sayhoko Onishi, miei primi creativi compagni di avventura, Elis Paoli per il suo prezioso aiuto e Paoli Federico per la cura grafica del volume

Dedicato ai miei figli Martina ed Andrea

INDICE

Capitolo 1

IL TEATRO PER COMUNICARE IN MEDICINA

" I due libri su cui ho più meditato per imparar di medicina son stati il TEATRO e il MONDO. "

Carlo Goldoni

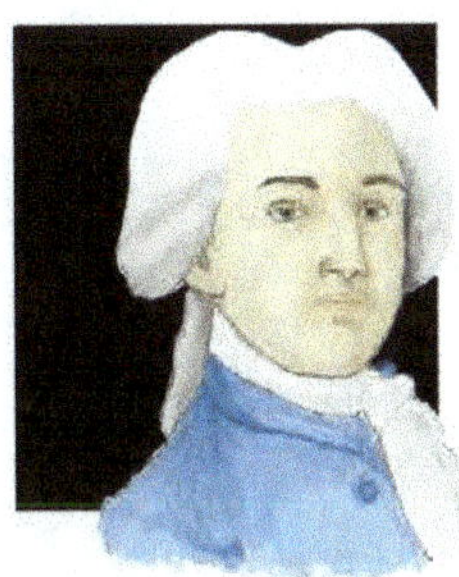

Se il Teatro è la prima medicina che l'uomo ha inventato per proteggersi dalla malattia e dall'angoscia, come dice Jean Luis Barrault, è anche vero che il Teatro è anche la più antica forma di comunicazione, e che la rappresentazione ha addirittura sin dai primordi preceduto la narrazione e ne è stata comunque il fisiologico completamento.

Queste riflessioni mi hanno portato a teorizzare la *Theatrical Based Medicine*, (**TBM**) una tecnica on stage che completa la *Narrative Medicine* e getta un ponte tra questa e l'*Evidence Based Medicine*.

La medicina narrativa è stata fondata verso la metà degli anni novanta da Rita Charon, per dare risposta all'esigenza di leggere, oltre alla malattia in senso biologico (*disease*), il vissuto della malattia da parte del paziente.

La medicina narrativa permette migliori approcci da parte dei medici alle malattie, anche perché alla base di questa, vi è uno studio basato sulla medicina dell'evidenza (EBM).

L'EBM, anch'essa teorizzata ufficialmente negli anni novanta del secolo scorso, (Sackett et al.) invece integra l'esperienza clinica individuale con la migliore evidenza clinica esterna disponibile, prodotta da una ricerca sistematica.

Ma se lo scopo della medicina narrativa è migliorare la comprensione e la comunicazione Medico- Paziente, ecco che allora, affinchè *la Narrative* vada ad integrarsi perfettamente alla *Evidence*, c'è la necessità di lavorare su di uno spazio di "apprendimento pratico" attualmente non coperto, quello appunto in cui va a posizionarsi la Theatrical based medicine.

Cioè da molto tempo mi sono reso conto che manca nella formazione sanitaria quello che *"tecnicamente"* si DEVE accostare alla *Narrative e/o Evidence* per migliorare la performance.

Le domande che ci poniamo sempre più spesso sono: come potenziare la comunicazione? Come rafforzare l'empatia? Come migliorare la *compliance*?
Ed ancora, come esprimere partecipazione ai sentimenti dei pazienti senza essere travolti da quella che alcuni sociologi hanno chiamato eccesso di generosità?

Non è solo con dei corsi teorici, pur mirati, che si riesce a migliorare.
O con uno splendido lavoro letterario - sociologico.

Serve la **PRATICA**, e la **CONSAPEVOLEZZA** di come usare il proprio corpo e le emozioni come elementi fondamentali nella comunicazione.
Io da una vita svolgo due lavori, quello medico e quello artistico legato in particolare al Teatro, e mi riesce naturale pensare di adattare le tecniche di comunicazione teatrale all'arte medica.

C'è una frase che io amo considerare come il motto della **TBM**, perchè è assolutamente esplicativa del significato della TBM ed è di Carlo Goldoni: I due libri su cui più ho meditato per imparar di **MEDICINA** son stati il **TEATRO** ed il **MONDO**.
Come dire: il Teatro e l'Evidence possono essere alla base di un approccio umanistico corretto ed al tempo stesso scientifico dell'arte medica.

Ma ovviamente vien subito spontanea una domanda: che c'entra con la medicina il nostro più grande drammaturgo di tutti i tempi? C'entra eccome perché Goldoni studiò medicina ed alla professione medica era stato in un primo tempo indirizzato. Ecco come è andata.
Il padre di Carlo, Giulio Goldoni, era stato avviato agli studi di Medicina.
Trasferitosi a Roma da Venezia studia alla Sapienza e frequenta per quattro anni l'Ospedale Santo Spirito (casualmente è lo stesso Ospedale in cui oggi lavoro io) dove viene accolto da Giovanni Maria Lancisi, un famoso medico e scienziato, dottore di tre Papi, in particolare ha seguito l'ultima malattia di Innocenzo XI ed è stato *"medico ordinario e cameriere segreto"* di Clemente XI. Goldoni padre decide di far venire Carlo a Roma per avviare anche lui all'arte di Esculapio.
Si trasferiscono poi entrambi a Perugia, e infine tornano in Veneto, sempre grazie a Lancisi,

ma il giovane promettente ragazzo presto si orienterà verso altri interessi (dopo aver incontrato su di un battello una compagnia di commedianti ed essersi innamorato della Colombina) e nella vita non eserciterà la professione di medico ma quella formazione gli resterà per sempre.

"Non era la medicina di troppo mio piacere, ma non bisognava esser recalcitrante, poiché si sarebbe detto che non volevo far nulla. Seguii dunque mio padre; vedevo con lui la maggior parte dei malati, tastavo i polsi, guardavo le orine, esaminavo gli sputi, e molte altre cose che mi ripugnavano. Pazienza. Finché la compagnia dei teatranti continuò le sue recite, e ne eseguì trentasei, credetti compensata ogni mia perdita. Era mio padre molto contento di me, e più ancora mia madre; ma uno dei tre nemici dell'uomo, e forse due, o tutti e tre, vennero ad assalirmi e a turbar la mia pace."

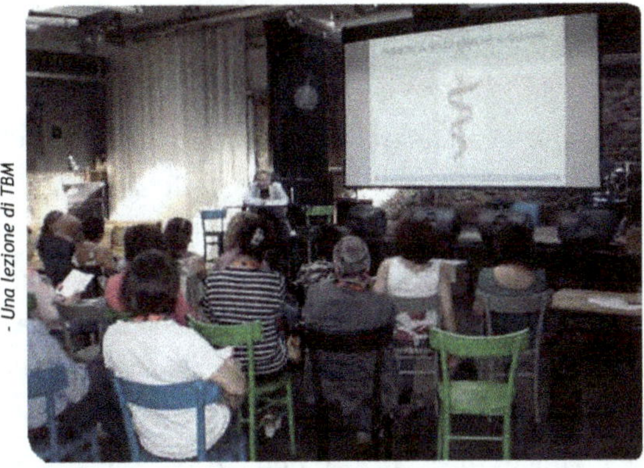

- Una lezione di TBM

Quindi il Teatro come *"palestra – scuola"* per imparare di medicina. Il Teatro come specchio della vita e della morte, della salute e della malattia. La metafora del teatro come specchio della vita è una delle metafore più forti della nostra cultura, il mondo viene spesso paragonato al teatro dove si svolge il dramma/commedia della vita umana. Tra i tanti esempi letterari e poetici che abbiamo in cui la Vita viene paragonata al Teatro ce ne è uno molto meno famoso per esempio di quelli di Shakespeare che vengono subito in mente, ed è stato scritto da un nobile poeta inglese del 700, Sir. Walter Raleigh che fa così:

Cos 'è la vita? Un dramma di passione.
La nostra gioia? La musica tra gli atti.
I lombi della madre sono il retroscena
dove indossiamo i costumi per la breve
Commedia della vita.
La terra è il palco, e il ciel lo spettatore
che annota chi sbaglia la battuta.
Le nostre tombe, che ci nascondono al sol che tanto vede
Sono il sipario che cala quando il dramma è finito.

* Ho pubblicato il diario sull'ultima malattia di papa Innocenzo XI di GM Lancisi" nel 2019 presso l'editore Palombi.

Il teatro è l'arena della vita per la comprensione della condizione umana.
Luogo principe della necessità di comunicazione.

Da sempre il Teatro si è posto il problema della comunicazione. Da quando esiste! D'altronde chi sta su di un palcoscenico o riesce a *"passare"*, a rompere la quarta parete, e quindi riesce a comunicare col proprio spettatore oppure siamo di fronte all'**INSUCCESSO**. Ma un insuccesso palpabile ed alle volte rumoroso.

Se una persona in platea comincia a distrarsi, si alza e se ne va, rumoreggia, o soltanto comincia a pensare ai fatti suoi, a quello che gli è capitato durante la giornata, alla cena che probabilmente lo aspetta dopo, oppure semplicemente non vede l'ora che finisca quella cosa inutile che sta avvenendo sul palco, siamo di fronte al fallimento di una comunicazione. E spesso l'applauso finale è solo di tipo liberatorio: meno male che è finito.

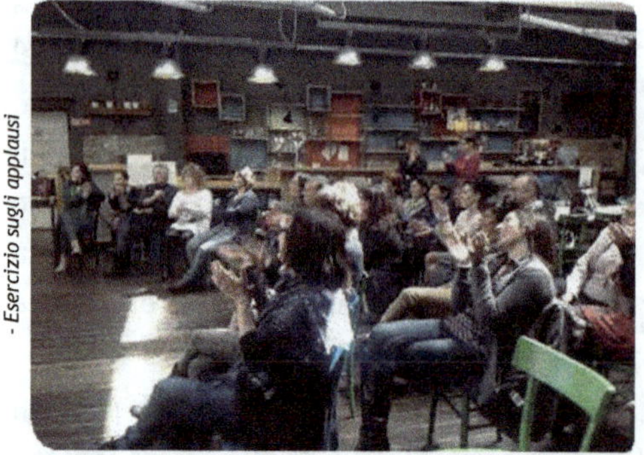

Ecco che da sempre chi fa il mestiere di *"artista"* ha anche cercato di utilizzare delle **TECNICHE** per migliorare le proprie prestazioni, per poter fare delle performance buone anche nelle giornate più difficili, nei momenti non di grazia, nelle condizioni ambientali negative. Io, con la mia TBM utilizzo le millenarie tecniche teatrali per migliorare la comunicazione medico-paziente, quella interdisciplinare, quella del team sanitario, quella della persona con una patologia cronica, e di chiunque si trovi a dover interagire con lo stato di malattia (farmacisti, care giver, etc.).

Perché non usare anche delle tecniche per migliorare l'empatia, la compliance, l'aderenza ai farmaci ed allo stile di vita? Quante volte davanti ad un operatore sanitario c'è una persona che non ascolta, perché la comunicazione non è stata impostata nel modo giusto, perché il sanitario non è riuscito a rompere la quarta parete!?

Io ho una lunga storia di teatrante (nel momento in cui ho scritto la prima edizione di questo libro avevo appena festeggiato i 45 anni di palcoscenico!) che ho sempre vissuto in parallelo con la mia professione medica (arrivata in quel momento ai 40 anni di attività) e più volte mi sono impegnato anche nelle Docenze in tutti i settori dello spettacolo.

E di una cosa sono convinto: la prima regola nel teatro e nella comunicazione nello spettacolo (e/o forse anche nella *VITA*) è che non esistono regole. Questo l'ho sentito dire una volta anche da Dario Fo, che citerò più volte in questo trattato.

Il che non vuol dire,ovviamente, che non vi devono essere delle regole, ma che ognuno è libero di scegliere un metodo che gli permetta di raggiungere lo stile/risultato, cioè un rigore dialettico personalizzato, efficace per raggiungere lo scopo.

Per Jean Marie Pradier nessuna teoria del teatro è accettabile così come nessun dato scientifico può condurre a una generalizzazione.

"C'è del metodo in quella follia".

Conclude Shakespeare, e probabilmente da quel grande genio che è, riesce in tre parole a fare la sintesi perfetta.

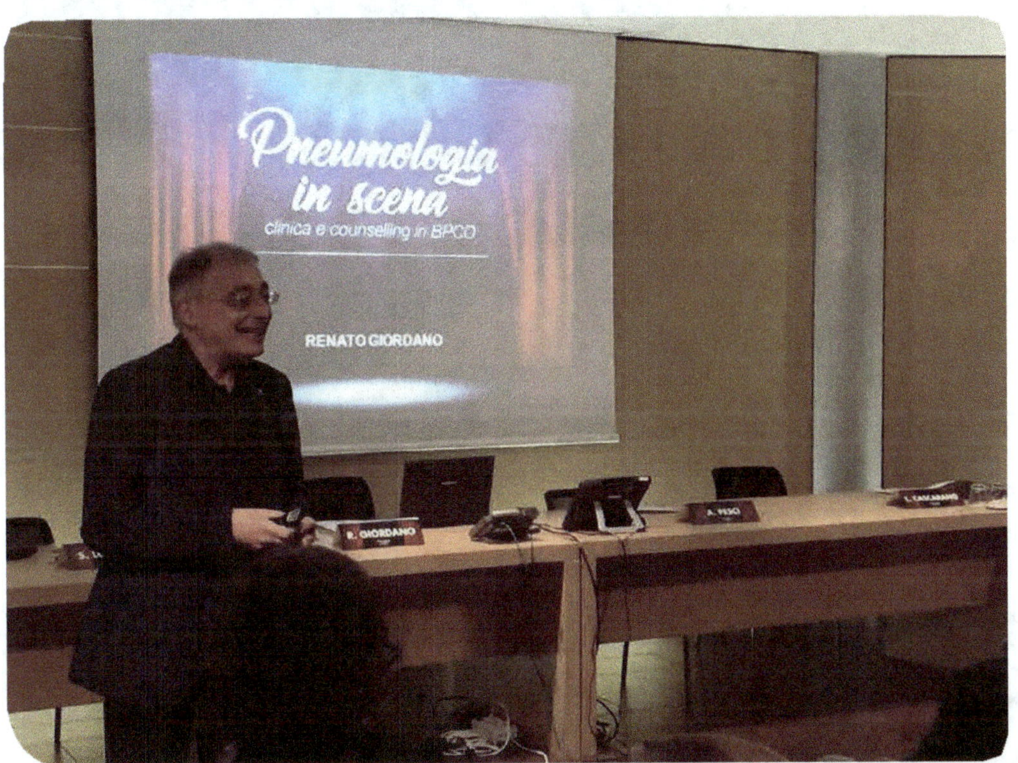

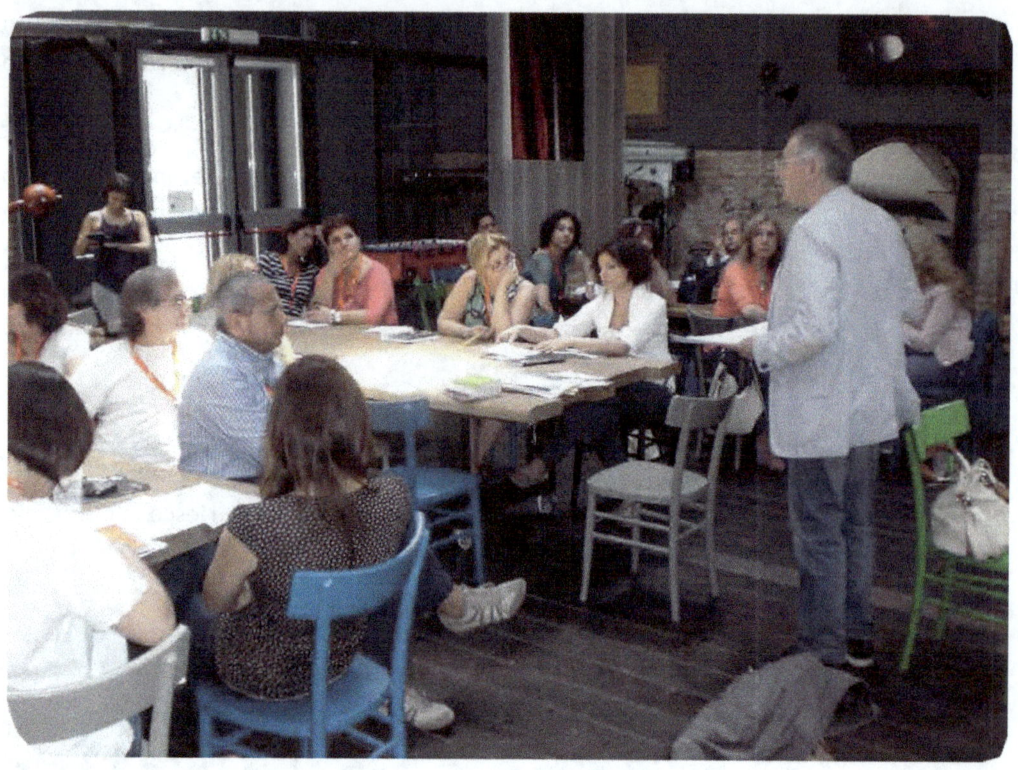

Capitolo 2

IL NON VERBALE

Comunicare non significa solo trasmettere un contenuto bensì è una interazione linguistica o metalinguistica (che va CONDIVISA).

Bisogna saper parlare e anche sapersi far ascoltare.
Come tutti sanno tre sono i tipi di comunicazione per mandare messaggi:

La Comunicazione VERBALE (parola),
la Comunicazione PARAVERBALE (suono e intonazione)
La Comunicazione NON VERBALE (linguaggio del corpo).

Ovviamente si parte dall'assunto che non si può non comunicare.
Anche arrivando al paradosso. Alle volte addirittura per ottenere comunicazione, può essere corretto cancellare la comunicazione.
Anche il silenzio e l'immobilità sono una comunicazione.

Nella relazione medico-paziente (M-P) come in qualunque altro scambio diventa prioritaria la considerazione degli aspetti non verbali. Quali preziosi indicatori per ottenere nuovi elementi informativi rispetto a ciò che può emergere dal parlato.
Il non verbale è un ottimo rilevatore di menzogne od omissioni.
È senz'altro più comunicativo e più vero della parola.
Durante le lezioni di TBM chiedo sempre ai partecipanti di ipotizzare in quale percentuale noi comunichiamo col non verbale, in quale percentuale comunichiamo col paraverbale ed in quale percentuale col verbale. Spesso ci vanno vicino ma sempre sottostimano non verbale e paraverbale e sovrastimano il verbale. D'altronde le percentuali sono veramente impressionanti. Noi comunichiamo per il 55% col non verbale, il 38% col paraverbale e solo per il 7% col verbale! (Albert Mehrabian, 1970)

Tabella I
Il non verbale. Prossemica

Prossemica L'uso che si fà dello spazio dove si colloca il corpo
Mimica facciale (6 principali emozioni)
Gestualità (movimenti di mani e braccia)
Postura posizione del corpo

COME GESTIRE LA SCENA DELLA VITA:

COMUNICARE SIGNIFICA SAPER PARLARE E SAPERSI FAR ASCOLTARE.

Allora vediamo di analizzare le varie forme di comunicazione del non verbale.
Per quel che riguarda i rapporti tra esterno ed interno dell'essere umano, tra movimenti e sentimenti, espressioni ed emozioni, i maestri del Teatro hanno teorizzato l'induzione fisica delle emozioni, o cinestesia. L'attore per arrivare a sentire e restituire non deve partire dai sentimenti ma dal corpo, deve partire dai movimenti, dai gesti, dalle azioni fisiche.

E la TBM utilizza quel lavoro per migliorare la comunicazione in medicina.
Quattro sono le diramazioni principali del non verbale.

I. **LA PROSSEMICA** (l'uso che si fa dello spazio nel quale si colloca il nostro corpo).
II. **LA MIMICA FACCIALE** (le espressioni del viso che rivelano le sei principali emozioni che sono :la felicità, la sorpresa, la paura, la tristezza, la collera, il disgusto).
III. **LA GESTUALITA'** (i movimenti di mani e braccia).
IV. **LA POSTURA** (le posizioni del corpo).

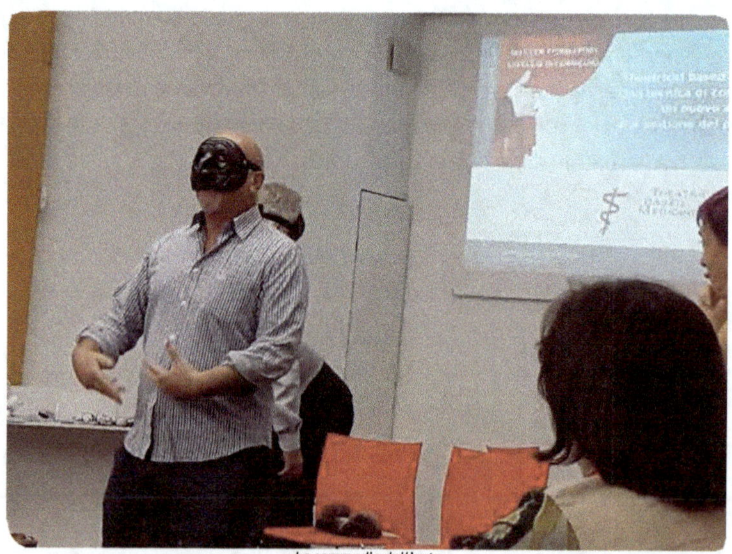

- La commedia dell'arte

Il pubblico viene condizionato dall'attore a privilegiare un particolare dell'azione o la totalità di essa grazie all'uso della prossemica.

Per esempio si può creare col movimento un ampio spazio intorno all'attore, consentendo una visione completa del corpo. Ma fermandosi o irrigidendo poi parte del corpo si induce il pubblico a concentrarsi sul primo piano ravvicinato che include il solo volto. Poi si può ridurre i gesti in trenta centimetri chiudendo sempre di più una immaginaria inquadratura.

Vediamo in pratica. Se io parlando percorro tutto lo spazio a mia disposizione (se vogliamo continuare ad utilizzare come esempio quello dell'inquadratura cinematografica) è come se stessi facendo una ripresa in campo lungo. Cioè l'occhio del mio spettatore non si concentra su di me ma spazia nell'intero campo d'azione. Più io sto fermo, più l'occhio di chi sta guardando si concentrerà su di me.

Se io mi blocco al centro di questa scena virtuale, io chiedo tutta l'attenzione sulla mia figura. A questo punto diventano importanti i movimenti delle braccia. Se io gesticolo molto allargando le braccia è come se facessi un'inquadratura in campo medio. Ma se io ,stando fermo, muovo poco le braccia e le tengo non distanti dal corpo è come se stessi facendo un primo piano del volto.

Questa è la prossemica! Ricordatevelo quando parlando ad una platea vi andate a rintanare in un angolino, invece di restare ben piantati al centro dello spazio oppure quando facendo una relazione ad un congresso vi trovate su di un podio troppo lateralizzato e poco illuminato, sappiate che state chiedendo al pubblico di guardare solo le vostre eventuali diapositive. Stare dietro la scrivania ha un significato (difende la propria zona intima), alzarsi ed avvicinarsi al paziente un altro.

Infine va ricordato che la concentrazione è un gioco che va in progressione, non a scatti. Va conquistata a poco a poco ma poi non va perduta perché poi diventa difficilissimo riconquistarla. Meglio catturare l'attenzione un po' alla volta che fare fuochi d'artificio iniziali e poi spegnersi.

Ma come si delimitano le zone prossemiche?
Indicando tecnicamente i centimetri del corpo nello spazio.

Allora:

• *La zona intima va dai 0 ai 45 cm.*

• *La zona personale da 45 cm a 1,2 metri.*

• *La zona sociale da 1,2 a 3,6 metri.*

• *La zona pubblica da 3,6 a 7,5 metri.*

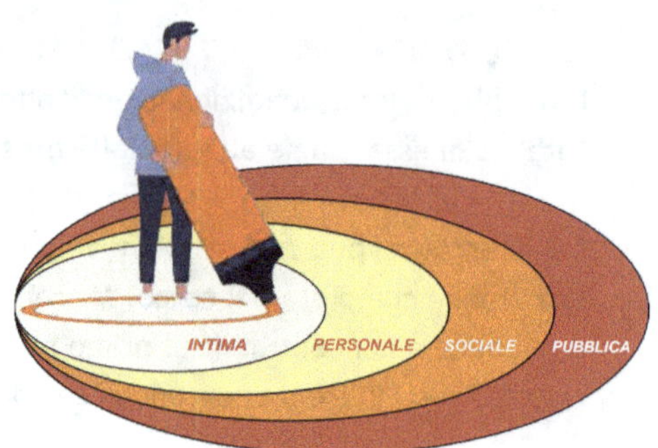

Nel periodo della quarantena da COVID 19 tutti hanno capito l'importanza della prossemica nella comunicazione. La cancellazione della zona intima per evitare il contagio si è visto quanto condiziona l'interazione comunicativa. Ma anche la differenza che comporta comunicare nella zona personale ed in quella sociale!

II/III. MIMICA e GESTUALITA'.

Ricorrere alla gestualità ed alla mimica vuol dire raccontare/comunicare senza ricorrere alle parole.

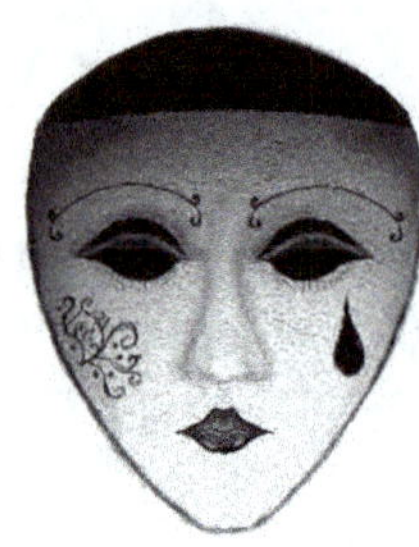

Uno studio sulla gestualità dovrebbe essere di primaria importanza nella formazione dei medici poiché siamo fatti non solo di ciò che sappiamo ma siamo innanzitutto esseri in carne e ossa che interagiscono.

Quando parliamo ad un paziente che cosa è percepito in primis? La parola? Abbiamo già detto di **NO***!*

Quello che colpisce al primo impatto è qualche cosa d'indicibile, la voce, un gesto, uno sguardo, un atteggiamento, in fin dei conti, niente di più, niente di meno che. un'azione **MIMICA**, un lampo di empatia.

E sappiamo che se non c'è una presenza empatica nessuna medicina, nessuna diagnosi, sarà accettata sino in fondo.

Guai a non vedere, a non renderci conto di chi siamo, e su quale palcoscenico stiamo recitando!

Ho detto "azione mimica". Come spettacolo il **MIMO** è una forma molto antica. Per esempio presso i romani fare uno spettacolo mimico era raccontare con corpo, voce, maschere, danza, canto... cioè raccontare in tutti i modi possibili con l'unica esclusione della parola strutturata.

A proposito del Teatro metafora della vita e del Mimo mi viene in mente l'ultima frase pronunciata da un sorridente moribondo Augusto: *"Amici, se pensate che ho ben rappresentato il mimo della vita, applaudite"*!!!

Ovviamente bisogna stare attenti a non trasformare l'arte del mimo in linguaggio per muti, ma questo gli antichi lo sapevano bene.

La *TBM* fa riferimento a Eugene Decroux il maestro di Marcel Marceau e pure al grande attore mimo Jean Louis Barrault, per aiutare ad arricchire il nostro bagaglio conoscitivo e scoprire l'arte della pantomima e del silenzio.

La Mimica è un'arte di comunicazione per sintesi e stilizzazione, non si tratta di imitare le gestualità naturali, ma di alludere, indicare, far immaginare, parlare col silenzio.

"Perché quando parliamo sta per intervenire sempre il silenzio. Stiamo solo preparando il terreno al silenzio. Apriamo dunque un attimo questa porta virtuale .... qui inizia la vera comunicazione. Quando si smette di parlare fiorisce il senso della parola".

Questa è una frase del mio principale collaboratore ai corsi di Theatrical per il mimo e la pantomima, si chiama Emmanuel Gallot Lavallèe, (**EGL**) è un allievo di Jacques Lecoq ed è il fondatore della Scuola Internazionale di Teatro e della Ecole des Clowns. È un mimo e un Clown strepitoso oltre ad essere un grande amico ed insieme abbiamo studiato anche un percorso originale

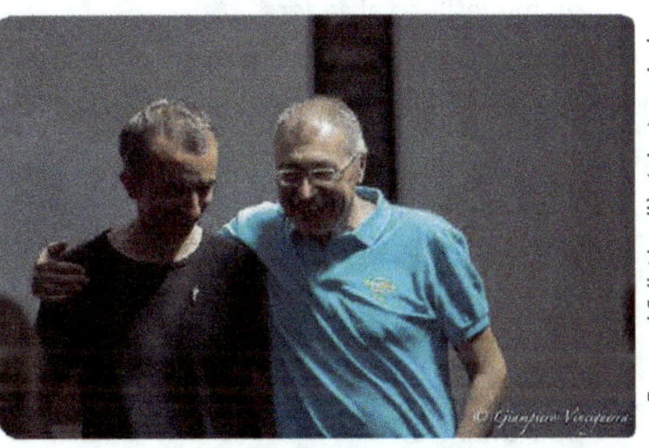

- Emmanuel Gallot Lavallèe (mimo) con giordano

per la parte mimica della **TBM**. Lui fa un approccio particolare allo studio del movimento – inteso come conoscenza di sè - e sa, come so io, che le rappresentazioni teatrali possono intervenire in modo favorevole e determinare un esito benefico all'interno di un percorso comunicativo.

Insegnare con la **TBM** è proporre di usare una medicina particolare, la medicina dell'anima. La malattia non è solo un male fisico ma anche una sofferenza mentale ed è proprio sulla visione del proprio stato d'animo che ci si propone d'intervenire con la TBM. *"Il teatro è distacco, gioco e interpretazione"*, dice Emmanuel. D'altronde tutto il Teatro è riproduzione della realtà, non una sua imitazione. Sembra una differenza da poco ma non lo è affatto.

Dobbiamo per prima cosa ricordarci che esistono tutta una serie di gesti convenzionali, di azioni mimiche che subito ci fanno arrivare ad una decodifica.
Per esempio:
se portiamo una mano a taglio sul ventre cosa vuol dire? **FAME**.
Se scendiamo col pollice a rigare la guancia? È una indicazione di **FURBIZIA**.
Se abbassiamo col dito la palpebra vuol dire **FATTI FURBO**.
Se appoggiamo la palma contro la guancia: ho **SONNO**.
Esistono però anche nella gestualità "teatrale" una serie di stereotipi sbagliati. Proprio perché sono stereotipi. Nel senso che non riproducono un movimento "vero", ma uno finto che simula un significato in modo convenzionale e che, quindi, non va bene.

Per esempio per fare la popolana portare le mani ai fianchi. O per imitare la prostituta sculettare, berciare, darsi pacche sul sedere.
Per fare l'aristocratica arrotare la erre, tirare su il collo, camminare come se si hanno delle piume infilate al sedere.
Quando noi vediamo comportamenti del genere in scena diciamo che è teatro *"amatoriale"*, cioè un segno di dilettantismo.

Un capitolo a parte meriterebbero i parametri che influiscono sulla gesticolazione, cioè l'età, la cultura, la razza, la mimica facciale.

Le espressioni facciali, comunicano emozioni e atteggiamenti. Utilizzando cenni del capo, movimenti delle sopracciglia e delle labbra, si possono esprimere sorpresa, confusione, paura, ansia.

Il medico può capire se il paziente ha compreso le sue prescrizioni interpretando correttamente questi indicatori. E il paziente, dal canto suo, li può utilizzare come filtri di veridicità delle parole del medico. All'interno delle espressioni del volto, un ruolo importante gioca lo **SGUARDO**.

Infatti:

"gli individui interagiscono tra loro facendo largo uso degli sguardi reciproci, prestando attenzione alla quantità e all'intensità degli sguardi che vengono loro rivolti".

I pazienti cercano di attirare l'attenzione, il contatto visivo con il medico, utilizzando specifici movimenti del corpo. Dallo sguardo del paziente, inoltre, il medico può intuire l'emotività e le esigenze affettive che caratterizzano il malato nel corso del colloquio. Con lo sguardo il medico può mostrare attenzione e interesse.

Però uno sguardo insistente e fisso rischia di mettere a disagio il paziente, il quale, interpretando il gesto come un segno di superiorità o di eccessiva invadenza, potrebbe abbassare il proprio sguardo e chiudersi alla comunicazione. Rammentandosi che quando in particolare si fa una diagnosi (specialmente oncologica) il paziente studia il non verbale del medico, sommamente lo sguardo, per capire se quello che sta dicendo il medico corrisponde a verità.

L'importanza dello sguardo dovrebbero ricordarlo i tanti medici che ormai visitano senza mai alzare gli occhi verso la persona che hanno davanti, riservando tutta l'attenzione al computer. Uno studio pubblicato sulla rivista **JAMA** nel 2015, riportava come il paziente di patologia cronica, comunque dimostrava più soddisfazione per un rapporto con un medico poco impegnato sulle registrazioni dei dati al computer.

La compagnia teatrale è come un TEAM medico.

Ora vale la pena di rivedere insieme il video di una scena di uno spettacolo teatrale famosissimo, l' *"Arlecchino servitore di due padroni "* di Goldoni, con la regia del grande Giorgio Strelher. Per analizzare e verificare dal vivo (su di un palco) gli aspetti della prossemica, ma anche della gestualità e della mimica. Perché questo esempio tra tutti i possibili? Perché intanto è una grande conferma di come la regia coordina un collettivo, un **TEAM**, e poi perché si possono fare delle osservazioni anche sull'uso della **MASCHERA**. Merita di essere raccontata la storia delle prove di questo spettacolo prodotto dal Piccolo Teatro di Milano.

- Esercizi con E. Lavallèe

"L'Arlecchino" era una produzione destinata alla fine della stagione teatrale, uno spettacolo sulla Commedia dell'Arte, ma quasi non lo si voleva fare, sembrava quasi inutile andare in scena d'estate in città, in una Milano semi vuota, quando i teatri al chiuso non sono

certo frequentati. Ma era stata inserita nel programma ministeriale e quindi...

Beh, iniziano le prove in modo rilassato, senza *"ansia da prestazione"* e scatta quella situazione particolare, quello stato di grazia, in cui tutti si mettono a lavorare senza stress per il collettivo, e giorno dopo giorno nasce un capolavoro dal forte impegno d'equipe.

Tutti lavorano allo sviluppo della psicologia delle maschere che diventano pian piano personaggi: Pantalone, il Dottore, Colombina... sono studiati in modo originale, e prendono vita, un grande lavoro all'improvviso per quella che diventerà una strepitosa macchina da guerra che ancora oggi a tantissimi anni di distanza gira con successo immutato per il mondo.

La scena che voglio analizzare è molto famosa. Arlecchino deve consegnare una lettera del suo padrone, ma curioso com' è, (d'altronde la maschera di Arlecchino nasce dalla stilizzazione antropomorfa della scimmia), la apre e la legge. Poi vuole richiuderla per evitare la punizione inevitabile e per sigillarla decide di usare un pezzettino di pane. Prende una mollica da un *"tochetin de pan"* che conserva incartato con cura in tasca, e la mette in bocca per ammorbidirla, ma mentre sta per riprenderla, *"involontariamente"* la ingoia. Tenta l'operazione una seconda volta con lo stesso risultato. La fame che lo assilla è atavica, e non può tollerare che si sprechi un pezzetto di pane. Allora ha un'idea geniale: lega la mollica di pane ad uno spago così quando è il momento di riprenderla, e questa va giù, lo può ritirare su dallo stomaco grazie allo spaghetto.

A parte la gag deliziosa, quello che dobbiamo notare vedendo il filmato dello spettacolo è che Arlecchino si mette esattamente al centro della scena, ed anzi il regista per rafforzare ulteriormente questa centralità posiziona quattro candelabri ai lati dell'attore. Lui quasi non si muove per tutto il tempo dello sketch.

Quindi ricordiamoci quello che abbiamo detto sulla prossemica e la posizione. Ma per rafforzare ulteriormente l'immagine in primo piano non allarga mai le braccia, che restano sempre all'interno del corpo. Poi c'è la maschera, che cancella tutta la parte di comunicazione collegata al volto, ed allora il movimento, la gestualità diventa ancora più importante ma deve anche essere molto pulita per evitare cattive comprensioni.

A questo punto ci rendiamo conto che Arlecchino parla pure, ma la parola è assolutamente inutile, un *grammelot* quasi solo sonoro perché la comunicazione passa tutta attraverso il non verbale, ed eventualmente, in parte, attraverso il paraverbale!

Questa scena de *"L'Arlecchino"* consiglio di vederla e rivederla perché ci fa capire come la comunicazione non verbale può essere in teatro (e quindi non solo) tutto un fatto tecnico anche se con una visione normale questo non si nota proprio, e così deve essere. Una curiosità, l'idea della mollica è stata dell'attore Franco Parenti, passata-donata a Marcello Moretti (che recitava la parte di Arlecchino) all'interno del già lodato lavoro di Gruppo.

Ed il **REGISTA** in questo caso è stato un buon pedagogo e facilitatore teatrale, e questa metafora può essere traslata anche nella nostra dimensione quotidiana vista come una scena. Dove un giusto coach può essere in grado di farci prendere consapevolezza di noi nei percorsi comunicazionali.

Voglio raccontare un aneddoto su quel Marcello Moretti, che è sicuramente stato il più grande Arlecchino del Novecento (sostituito poi da per tantissimi anni da Ferruccio Soleri). Lui negli ultimi tempi della sua carriera era distrutto dalla convinzione di non essere più in grado di recitare senza maschera. Sentiva che senza di questa aveva un volto inespressivo, aveva la percezione di avere una espressione facciale piatta, e non ce la faceva ad impegnarsi in interpretazioni di altri personaggi in cui si sentiva a "nudo". Il lungo periodo di impegno a comunicare senza l'utilizzo della mimica facciale, l'avevano cancellata.

Torneremo a parlare di questo quando ci occuperemo di etnie perché non tutte le etnie utilizzano nello stesso modo la mimica facciale.

L' ultima regola che voglio citare è che, portando la maschera, è assolutamente proibito toccarla. Mentre si recita con la maschera non si può per nessun motivo avvicinare le mani alla maschera!

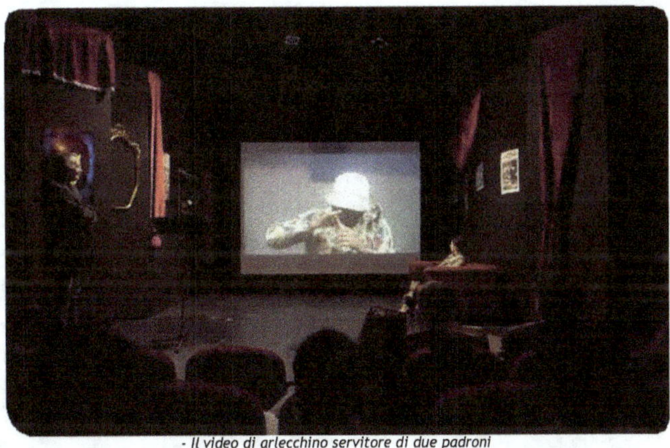

- Il video di arlecchino servitore di due padroni

Arlecchino per esempio, sostituisce il rapporto delle mani col volto martoriando con le mani il suo cappello.

Una esercitazione che si può effettuare è quella con l'utilizzo della maschera neutra di Jaques Lecoq, questa maschera indossata permette di raggiungere lo stato di neutralità. È stata già utilizzata anche in medicina. È una maschera base, una maschera che può servire di appoggio a tutte le altre. Una maschera per liberarsi di tutte le proprie scorie ed essere poi pronti ad assumere una nuova identità o ad essere più recettivi nei confronti degli altri.

Quale maschera della Commedia dell'Arte?

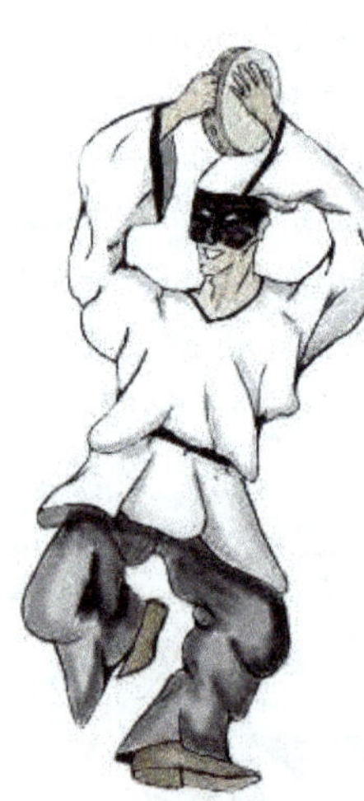

Alle volte chiedo durante i master: a quale maschera pensate quando c'è da accostare un carattere della commedia dell'Arte alla Medicina?

La prima risposta che arriva è : Il Dottor Balanzone o Pantalone. Ed io rispondo, no, non è giusto. Intanto il nostro Balanzone, o Graziano, normalmente è, sì dottore pedante, ma in Legge e non in Medicina!

La maschera che per me di più si collega al senso della Medicina è **PULCINELLA**, la maschera bianco vestita (bianco come i sanitari). Maschera di vita con una speciale relazione con la morte, già evidente dal costume.

In Lui si unisce la tragedia e la commedia.

Pulcinella vive tante vite, ma in fondo non ne vive nessuna.

Lui è anche il prototipo del cattivo compenso; la sua alimentazione assolutamente squilibrata lo condanna alla sindrome metabolica. Il grasso addominale lo prepara a tutte le patologie croniche non trasmissibili, primo tra tutti il diabete. È responsabile di tutti i suoi comportamenti dei quali è però incosciente.

Il suo corpo con quella doppia gobba, quel naso incredibile e quell'addome prominente segnala la sua assenza di volontà ma anche l'incoscienza spensierata. Continua a dirci che non è responsabile del suo corpo, si giustifica, sorride incosciente. Lui è l'occidente mediterraneo che s'inceppa, (tradisce la sua Dieta patrimonio dell'Umanità) travolto sotto una montagna di gnocchi e maccheroni!!!

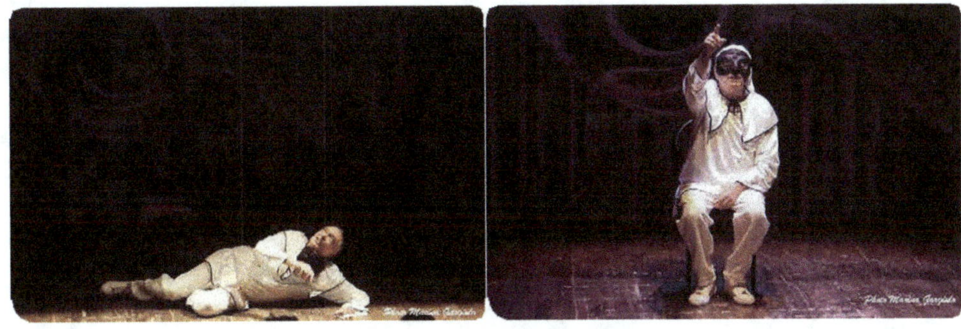

- Giordano recita nella parte di Pulcinella

L'uso della mascherina che è diventata normale dalla pandemia di coronavirus ovviamente riduce la comunicazione non verbale della MIMICA esattamente come fa la maschera della commedia dell'arte.

La mascherina lascia scoperti quasi solo gli occhi e quindi bisogna per il medico ricorrere per rafforzare la comunicazione non verbale a tutte le semplificazioni e rafforzamenti che abbiamo visto utilizzare dalle maschere teatrali.

Poi, una piccola cosa da ricordare è che se noi rafforziamo la mimica sotto la mascherina anche l'occhio indirettamente verrà rafforzato.

Ma torniamo ad occuparci della gestualità e di un'altra importante modalità di comunicazione non verbale, cioè la postura e lo facciamo analizzando dopo una scena teatrale, quella di un film.

IV. LA POSTURA.

Si tratta del *"GATTOPARDO"* di Luchino Visconti. E la scena che studiamo è quella in cui un delegato Piemontese, di nome Chevalier, va dal Principe di Salina per convincerlo ad accettare un posto nel Senato del nuovo costituendo Regno D'Italia.

I due personaggi sono seduti ai due lati di una scrivania. E questa potrebbe anche essere una scena che si svolge in un ambulatorio. Anche lì c'è una scrivania, anche lì ci sono due persone una di fronte all'altra.

Ed è importante saper gestire la scena: usare voce, mimesi, fisico.

Osserviamo con attenzione Burt Lancaster che è il principe di Salina, e contemporaneamente l'attore che fa il Piemontese che va a fargli la proposta.

Ascoltiamo la voce dei due, analizziamo la posizione **POSTURALE**.

Fatto questo sappiamo già chi è il vincente e chi il perdente.

O meglio intuiamo come andrà a finire.

Concentriamoci sul modo in cui sta appoggiato alla poltrona il Principe, come tiene gli occhi (sono semi chiusi), in che modo appoggia le dita sotto il mento. Il movimento che fa con le dita sulla bocca serrata. In che modo è appoggiato alla spalliera.

Invece dall'altra parte del tavolo osserviamo che man mano che l'inquietudine del piemontese cresce è sempre più seduto in pizzo sulla sedia e poi alla fine si rigetta abbandonato sulla spalliera.

Voglio raccontare un aneddoto.

Un giorno vengono degli amici in ambulatorio e notano che sto seduto su di una sedia molto semplice, assolutamente uguale a quelle due che sono dall'altra parte della scrivania, destinate ai pazienti. Qualche giorno dopo mi fanno recapitare una mega poltrona del *"Capo"*, come omaggio. Io dico senza dare spiegazioni che ringrazio ma non la voglio ed un altro collega medico mi chiede se la può prendere per la sua stanza. Io gliela lascio con piacere, ed ancora lì si trova!

Perché non l'avevo voluta? Perché se io mi trovo seduto sulla *"poltrona in pelle umana"* in stile mega direttore di Fantozzi, come si sentirà il mio paziente seduto sulla sua scomoda sedia?

Le visite specialistiche ambulatoriali non durano molto tempo (dicono in media, drammaticamente, 7 minuti), se a tutti i problemi di comunicazione M-P ce ne mettiamo anche altri *"puramente tecnici"*, peggiorando anche i momenti di comunicazione non verbale, diventa tutto più difficile. Ma queste cose ai medici chi gliele insegna?

In Italia a tutt'oggi non esistono stage o insegnamenti di comunicazione né durante i corsi di laurea né dopo. Ma sinceramente anche all'estero, dove, per esempio un po' stiamo avanti (e, tra le varie cose si utilizzano gli attori per simulazioni, anche durante gli esami all'università), di lavoro sulle tecniche di comunicazione come si fa con la **TBM**, non credo se ne faccia.

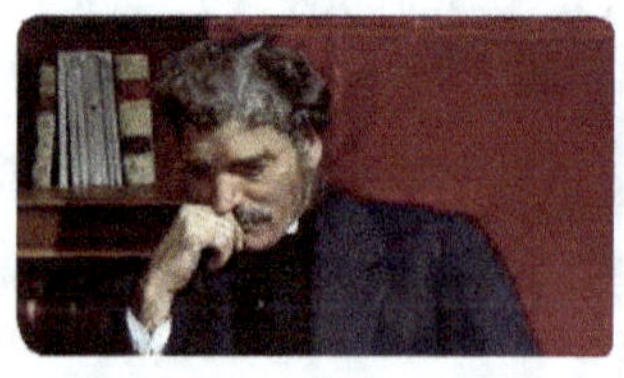

Ma torniamo alla postura.

Avere le braccia **CONSERTE** è il gesto in assoluto più simbolico di chiusura, vuol dire porre una barriera mentale.

Quando ci sono delle braccia che **SI AGGANCIANO** dipende dal modo in cui si prendono: se uno afferra le braccia con le mani è una condizione di forte tensione. Significa isolamento e riserva.

Se stiamo a braccia **APERTE** è un possibile abbraccio, mostra le zone vulnerabili scoperte, accordiamo fiducia.

Se stiamo con le braccia in **BASSO** che si appoggiano ad un tavolo...

ci dà forza, è un atteggiamento imperioso e persuasivo.

Se le braccia sono **NASCOSTE** dietro la schiena, dipende come stanno. Se una mano afferra un braccio, è segno di tensione, arrabbiatura.

Se una mano sostiene l'altra sono rilassato, in posizione di osservazione, e/o di riflessione.

Se il palmo è scoperto dice che non nasconde nulla, è onesto, disponibile, sottomesso.

Le mani a pistola, e le mani a pugno, non hanno bisogno di decodifica.

Le mani composte segnalano non partecipazione.

Se ho la mano chiusa contro la guancia, con l'indice verso la tempia vuol dire che sto ascoltando e valutando, un segnale di attenzione.

Se la mano è sulla guancia ma il pollice sta sotto il mento, vuol dire che l'atteggiamento è cambiato e la posizione è diventata critica.

La mano che sostiene la testa, è sinonimo di stanchezza e noia.

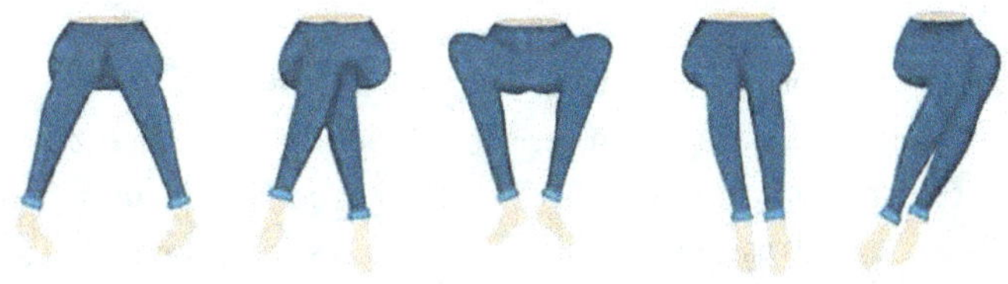

Dopo le braccia veniamo alle gambe che invece possono essere :serrate, larghe, incrociate. Ed anche qui ogni posizione ha un suo significato.

Come si è visto nel filmato proposto è molto importante il modo di stare seduti. Quando uno è stanco o disinteressato si abbandona sullo schienale.

Se non vuole perdere una parola di quello che dice chi gli sta di fronte si piega in avanti.

Se si siede sul bordo della sedia si sente provvisorio o ha poco tempo a disposizione.

L'interazione paziente/medico può entrare nel profondo oppure rimanere ermetica a secondo di come ci si muove e ci si comporta.

Dunque noi come ci comportiamo davanti ad un malato, quale sono i gesti che a volte ci scappano come scintille e che ci fanno respingere?

Quali invece usiamo per accogliere e mandare un chiaro messaggio di comprensione verso il malato?

A tutto ciò prova a rispondere la **TBM** dando ai medici dei mezzi concreti e favorendo una migliore conoscenza del proprio corpo, in modo tale da rendere fluido il loro intervento. Durante il corso ad un certo punto mi fermo e segnalo le varie posizioni che tengono i discenti, chi a braccia conserte, chi con la mano sotto il mento, etc. È molto divertente ma si può fare solo una volta perché poi le persone perdono la spontaneità dovuta al fatto di sentirsi osservati.

La scena del Gattopardo ci ispira un'altra osservazione. Noi decidiamo da che parte stare, o mostriamo più o meno simpatia, alle volte anche soltanto ascoltando la voce di due persone.
La voce del Principe è calda, suadente, rassicurante, la voce di Chevalier è chioccia, stridente, garrula. In una parola fastidiosa.
Quindi il tono di voce ci introduce alla comunicazione paraverbale!
Ma tutti i grandi attori allora devono avere delle belle voci?
No, non è detto.

Sicuramente la cosa più importante è **PROIETTARE** la voce.
Controllare il birignao, l'enfasi, le intenzioni… dopodiché …ma andiamo per gradi. Intanto abbiamo visto che se il paziente è in difficoltà, segnali di incoraggiamento e di interesse come cenni di assenso, contatto visivo, un'appropriata mimica facciale, possono aiutarlo a chiarire e a superare eventuali reticenze.

Ed è emerso, dunque, il ruolo che, nel rapporto M-P, hanno elementi quali l'aspetto esteriore, il volto, lo sguardo, la voce, i gesti e il comportamento spaziale dei protagonisti.

I MAGHI E LO STUDIO DEL PUBBLICO.

L'osservazione del paziente è importante. Così come in genere è una cosa buona osservare la persona che ci sta davanti. Ho cominciato a pensare a questa tecnica quando mi è successo di fare il regista a dei Maghi famosi, a degli Illusionisti.
Questo mi è capitato ripetutamente, non perché io fossi all'inizio particolarmente esperto del settore ma perché dopo una prima volta che sono stato chiamato in modo casuale, mi hanno arruolato nella loro "casta".

Quella "prima volta" dovevo fare solo il coach degli attori presenti in uno spettacolo di magia (*Supermagic*) e durante le prove finii per sostituire il *"regista americano dei maghi"*, licenziato in tronco per divergenze con la produzione; dopo sono stato più volte contattato da professionisti del settore, perché per un mago è fondamentale che non trapeli il trucco di una grande illusione, per lui è una fonte assoluta di sostentamento.

Quindi chi lavora nel settore deve *"mantenere il segreto"*. Anche i tecnici in uno spettacolo di magia spesso sono altri maghi, ed essere affidabili da questo punto di vista, proprio a maggior tutela della segretezza! Stavo dicendo che una cosa mi ha colpito moltissimo.

Molti di loro prima dell'inizio dello spettacolo si mettono in un angolo della galleria, o della platea, e guardano tutte le persone che entrano in sala. Analizzano gli spettatori uno ad uno. Se li studiano con attenzione, nell'atteggiamento e nella postura, guardano dove vanno a sedersi, e decidono chi chiameranno a partecipare al numero, fingendo di scegliere casualmente.

È importante osservare chi abbiamo di fronte.
Ed è importante farlo mentre l'altro non pensa di essere osservato.

MAGIA E TBM

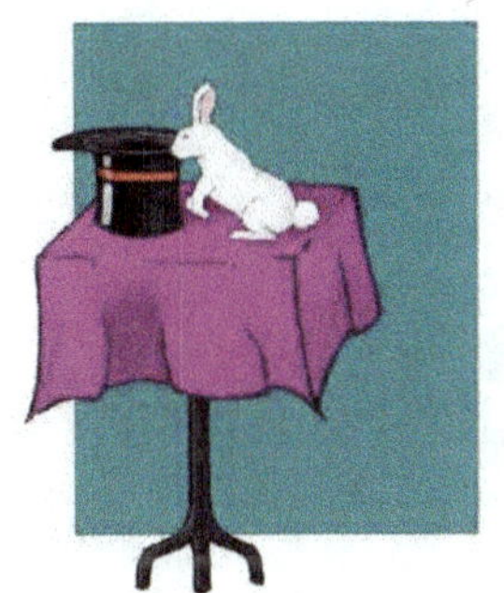

La magia ed in particolare il lavoro del mentalista non può prescindere dallo studio del non verbale. E l'aspetto che sicuramente interessa di più è quello che riguarda la capacità di riconoscere un inganno (che può essere una non aderenza alla terapia del paziente o una non verità in una diagnosi da parte del medico). Il primo malinteso (o errore comune) è pensare che le persone interrompono il contatto visivo quando mentono.

È sbagliato, la gente interrompe il contatto visivo continuamente. Durante uno spettacolo un ipnotista prese una ragazza facendole delle domande: lei doveva rispondere il falso solo una volta, invece doveva dire la verità in tutte le altre. Nessuno del pubblico indovinò quale era la domanda a cui aveva risposto con una bugia, perché identificarono risposte come false quelle in cui girava gli occhi, invece lei aveva mantenuto lo sguardo fisso solo nella risposta falsa!

Quindi va valutato sempre sia il non verbale che il verbale ma anche il paraverbale (questa esercitazione io la propongo). Tre sono i processi da tenere a mente:

• Il **Processo emotivo.**

• Il **Processo di soddisfazione.**

• Il **Processo di controllo.**

I processi emotivi si riferiscono alle emozioni che possono trasparire durante l' inganno. Cioè il senso di colpa, la paura e eccitazione, e ci sta anche il piacere di imbrogliare.
I processi di soddisfazione da complessità derivano dal fatto che mentire può essere impegnativo dal punto cognitivo. Si perde per esempio convinzione se la domanda è posta più volte. O se si è colti alla sprovvista.
I processi di controllo sono quelli che mettiamo in atto per far perdere le tracce che pensiamo potrebbero smascherare la nostra bugia. Cioè si prova a comportarsi normalmente, proprio in quel caso, e questo crea delle incongruenze.
E quali sono le Aree chiave della comunicazione inconscia?
Le Mani e Viso sicuramente. Anche se Il volto (contrariamente a quello che avviene di solito) è il posto più complicato dove cercare segnali rivelatori. È importante scovare delle micro espressioni prima che vengano camuffate. Ugualmente alle volte si segnalano con le parole sentimenti forti che nell'espressione non appaiono.

I CINQUE PUNTI DELLA COMUNICAZIONE MAGIC

I maghi devono saper creare atmosfere dell' impossibile e devono saperle comunicare al pubblico. I 5 punti su cui lavorare per comunicare un illusione col pubblico sono : gli occhi, la voce, le mani, il corpo, i piedi.

1) GLI OCCHI
 Quando si inizia bisogna guardare tutti gli spettatori, come un ventaglio che si apre. Guardare in mezzo agli occhi delle persone dolcemente e senza aggressività.
Esercitazione: Prova a trasmettere con lo sguardo i sentimenti. L' ironia, il rilassamento, l'amore, la sorpresa, la dolcezza, la disperazione, la rabbia, la paura, l',odio etc. Nell' esercitazione, gli altri devono indovinare dagli occhi cosa esprimi.

POI non bisogna concentrarsi con lo sguardo solo su di un settore. Questo vale anche durante una relazione scientifica, e in tutti i casi in cui si fa una relazione davanti al pubblico. (Anche quando insegno public speaking dico la stessa cosa).

Se si perde un contatto va riannodato immediatamente, rivolgendosi direttamente alla persona o al gruppo.

Ricordarsi che Lo spettatore guarda dove guarda il prestigiatore (vero quasi sempre). Da qui la frase famosa: A me gli occhi, please!

Per distogliere l'attenzione di chi ci sta davanti da qualcosa che vogliamo fare bisogna cambiare la direzione dello sguardo. Partire dall'oggetto, guardare il pubblico, eseguire la mossa segreta, tornare a guardare mani e oggetto. Loro pensano di aver guardato sempre l'oggetto.

2) LA VOCE

Tutti devono ascoltare bene la voce del mago, che va proiettata; sarebbe meglio non usare il microfono ma dipende dal luogo in cui ci si trova. Devono tutti capire bene. Il peggior nemico è la monotonia della voce. Non parlare sempre con lo stesso volume, deve variare nel corso dell'esibizione. Per raggiungere il massimo della tensione si può abbassare la voce prima del climax. Quando si raggiunge il climax possiamo aumentare il volume quasi fino a gridare. A quel punto la tensione si libera e parte l' applauso.

Quello che si dice dovrebbe essere espressivo, se si devono esprimere emozioni. Se serve, la voce deve indicare dubbio, insicurezza, sicurezza, amicizia, cortesia, odio, amore etc.

Come esercitazione ripetere la frase *"Per favore prenda una carta, una carta qualunque"*. In vario modo come chiedendo un favore, esagerando, implorando, come se fosse un ordine duro, con aria assente, accentuando *"una"*. Accentuando *"carta qualunque"*. Ci sono altre esercitazioni che vengono svolte, ma il mio consulente per la magia, Remo Pannain, mi ha pregato di non inserirle sul volume (per la consueta segretezza caratteristica dei maghi), quindi per provarle bisogna per forza frequentare un corso **TBM.**

Oltre alla voce sono importanti le parole che condurranno la mente degli spettatori dove vogliamo noi, sia dal punto di vista intellettuale che emozionale.

Anche nella **TBM** si può proporre Il mentalismo come esercizio. È molto utile per svariate ragioni. Il mentalismo richiede che vengano impartite istruzioni chiare in modo che lo spettatore sappia esattamente cosa fare. Si usano a 360 gradi, la voce, la parola, il testo.È importante cosa dire e come dirlo.

Un' altra Esercitazione: ci sono due libri, lo spettatore sceglie liberamente una parola in una pagina all'interno di un volume ed il *"mago"* indovina la parola nella pagina corrispondente dell'altro libro. Un gioco simile è quello di due persone sedute una accanto all'altra che indovinano, non si sa come, la carta che sceglie l'altro.

3) LE MANI

Per le mani è fondamentale curare l'Estetica del movimento. Occorre muoversi con grazia ed in modo esteticamente bello. (Ricordatevi che il movimento lento e morbido delle mani è consigliato a qualunque Relatore, anche congressuale).

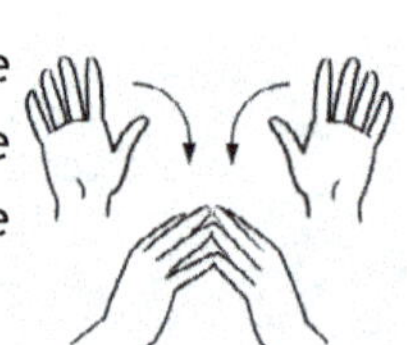

A) Compiere con le mani dei movimenti ampi e aperti.
B) Compiere dei movimenti fluidi e non a scatti.
C) Muovere le mani in modo indipendente l'una dall'altra, mantenere le dita unite. Mantenere la mano rilassata. Non muovere le mani velocemente ed a scatto. Eseguire movimenti armonici.

Una caratteristica specifica della magia è che Le mani che compiono gesti magici e devono stare libere il più possibile da oggetti che potrebbero essere riconosciuti come *"magici"*. Ovviamente la stessa regola non vale negli altri casi (cioè di comunicazione non magica). Normalmente una penna, oppure un puntatore per slide, o un microfono a gelato non danno fastidio, né sono distraenti.

4/5) . I PIEDI e il CORPO

Per i piedi è importante mantenere una posizione base ben piantata, con i piedi che formano un angolo di 45°. È la migliore.
Per il corpo invece è fondamentale che non si metta di profilo. Si deve stare sempre con una immagine che sembri frontale.

Bisogna *"studiare"* il Paziente ed ascoltare quello che dice. Bisogna guardare l'espressione del viso, dove guarda e quali gesti compie. Osservare la sua postura, il tono muscolare ed il respiro. Capire se sembra ansioso, triste o adirato. Prendere in considerazione il suo abbigliamento ed il suo aspetto generale.

È nervoso, rilassato, distante?

Cosa potrebbe dedurre il nostro *MAGO (ILLUSIONISTA)*?

Ascoltate con vera attenzione. Che cosa sta dicendo, e cosa sta tacendo?

Come lo sta dicendo? Parla rapidamente o troppo lentamente?

Da come parla ci dice qualcosa sulla sua etnia, religione e classe sociale.

Il trucco di un gioco di prestigio è di solito molto più semplice di quello che può sembrare. Si basa sull'attenzione, sulla destrezza, sulla capacità di far concentrare l'altro su quello che noi vogliamo, distraendolo da qualcos'altro che sta avvenendo!

L'ABITO

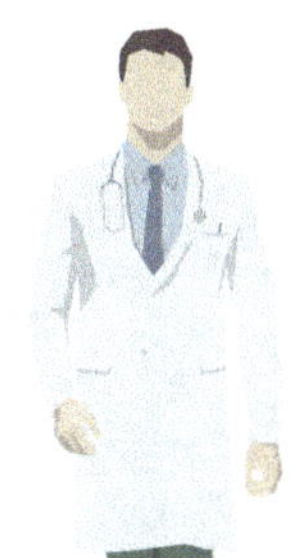

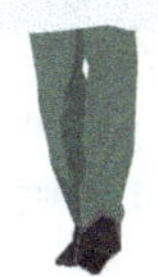

L'aspetto esteriore, cioè l'insieme delle caratteristiche fisiche e l'abbigliamento determinano il primo impatto con l'altro.

Gli abiti segnalano lo stato sociale, il ruolo o l'appartenenza ad un gruppo. Dire *"l'abito non fa il monaco"* non è giusto: l'abito comincia a definire chi sei, aiuta ad inquadrare, poi certo non è da solo sufficiente, ma al solito, come primo approccio comunicativo è utile.

Se vedo una persona in camice intanto so che è un medico impegnato nelle sue funzioni lavorative! Il camice bianco è simbolo della professione e del ruolo che si riveste. Oltre ad essere strumento di distinzione tra il personale medico, paramedico ed i pazienti, il camice bianco sottolinea anche l'asimmetria esistente nel rapporto M-P. L'abbigliamento del paziente è, invece, un primo elemento nelle mani del medico per capire chi gli sta di fronte. Non a caso, l'abbigliamento è una delle componenti prese in considerazione dagli psichiatri nell'analisi sintomatica del paziente. Alcuni abiti e accessori sono, infatti, distintivi, sottolineano l'appartenenza ad un gruppo, il ruolo sociale, le ribellioni a particolari status e, nei casi dei pazienti psichiatrici più gravi, anche alcuni elementi maniacali e schizofrenici.

Quindi va bene il **"COSTUME"** che aiuta nell'interpretazione, ma evitiamo che diventi un manichino con niente dentro.

Recentemente un collega totalmente privo di empatia (e di sensibilità) mi diceva con grande soddisfazione che per migliorare il suo rapporto di relazione con i pazienti cercava di mettere il meno possibile il camice … e voleva il mio parere-consenso. Come dire: un disastro!!! Un caso senza speranza. Non gli ho neanche risposto.

Ma, a parte l'abito, qual è l'importanza dell'immagine esteriore? In teoria si dice che è fondamentale. Per esempio come può un medico convincere a fare una dieta, se lui stesso è obeso, oppure come fa a convincere di smettere di fumare se fuma … questo in teoria …. In pratica…

C'è una poesia di W.H. Auden, autore che amo molto (col suo amico Isherwood), che descrive il medico che vorrebbe per se stesso:

> *Datemi un medico grasso come una pernice*
> *Corto di gambe e grosso di fondo*
> *Un endomorfo con mani gentili*
> *Che mai farà assurda richiesta*
> *che io abbandoni le mie passioni*
> *O che faccia una faccia lunga in caso di crisi*
> *Ma che con una luce negli occhi*
> *Mi dice che devo morire.*

E allora? Allora torniamo sempre al punto fondamentale e più volte ribadito: la regola è che non c'è nessuna regola….ma tanti modi diversi per arrivare al risultato: che sarà sempre un lungo e caloroso applauso (se la comunicazione avrà funzionato!!!!).

IL LOGO ED IL METODO CHE VA OLTRE L'APPLICAZIONE IN MEDICINA.

Il logo della TBM è il bastone di Esculapio (o di Asclepio) modificato con una maschera teatrale in cima al bastone ed una fettuccia rossa avvolgente al posto del serpente. Questo perché la TBM nasce come metodo di comunicazione in medicina ma l'approccio formativo interattivo del metodo indicato con la sigla TBMc (THEATRICAL BASED MEDICINE IN COMMUNICATION) può essere applicato in qualunque altro ambito dove occorra una migliore comunicazione ed una comunicazione efficace.

Così come nel 2021 è nata la SIMT (Società italiana di medicina Teatrale) che utilizza come propria tecnica la TBM.

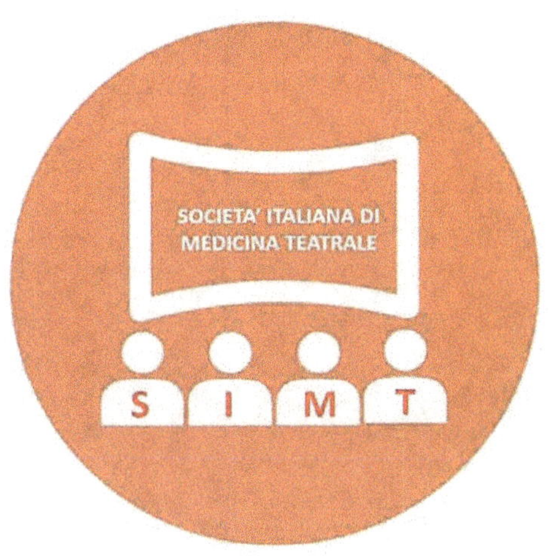

SOCIETA' ITALIANA DI
MEDICINA TEATRALE
S I M T

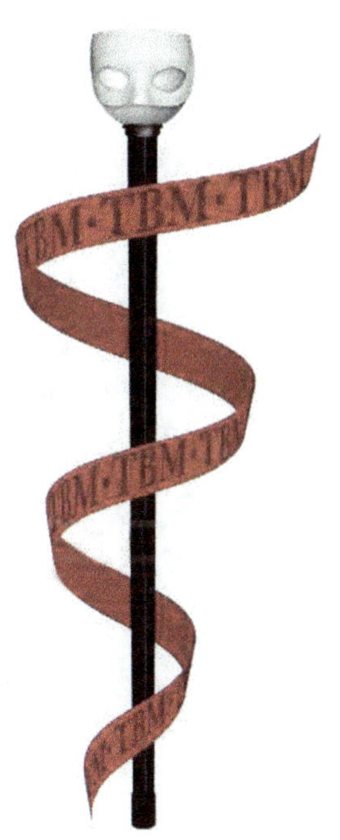

TBM·TBM·TBM
TBM·TBM
TBM

Capitolo 3

IL PARA-VERBALE

Cosa fa parte del paraverbale?
La voce, il tono, il timbro, il volume,le pause, i silenzi.
Ricordiamo che comunichiamo per il 38% con il paraverbale.

Partendo con l'analisi del paraverbale dalla voce non bisogna credere che tutti i grandi attori abbiano o hanno avuto (nel caso di grandi mattatori del passato) sempre belle voci. Basti pensare agli attori storici della tradizione italiana, da Renzo Ricci, a Ruggero Ruggeri, fino ad arrivare ad Ettore Petrolini, tutti loro possedevano voci nasali, con pochissimi suoni gravi.
Le frequenze acustiche del loro parlato tendevano al medio alto, ma riuscivano ugualmente a proiettare la voce e la sfruttavano fino all'impossibile, tipico di un altro mattatore del secolo scorso, Memo Benassi.

Tra questi facciamo l'esempio più eclatante, e che tutti hanno presente: Ettore Petrolini. Aveva una voce nasale assolutamente impossibile, poi quando si metteva a fare Nerone, Gastone o i Salamini conquistava immediatamente il pubblico.

Tecnicamente invece è fondamentale fare attenzione alla chiusura delle finali. Se non si scandiscono bene le finali delle parole si rischia di non far comprendere bene quello che si dice o comunque si costringe l'ascoltatore a sforzarsi per comprendere tutto, e questo fa perdere forza alla comunicazione.

Meno c'è dispersione più il messaggio arriva. Ricordiamo la famosa immagine dell'imbuto. Tra quello che vogliamo comunicare (100%) e quello che riusciamo a comunicare realmente a causa di tutta una serie di dispersioni (90%), ci resta solo il 10% (un disastro!).

Intanto è importante imparare a proiettare la voce, esercitarsi a scandirla e a masticare le parole in modo che risultino più intellegibili possibile.

L'organo sul quale bisogna spingere per ottenere una buona sonorità è l'addome. Recitare di petto o di addome evita innanzitutto che si sgrani la voce, con la cosiddetta frustata delle corde.
Oltretutto i suoni gravi raggiungono spazi più distanti.
Bisogna parlare sempre premendo sul **DIAFRAMMA.**

Questa tecnica, che dovrebbe conoscere chiunque *fa public speaking* è un po' più difficile da utilizzare per le donne, a causa della conformazione anatomica.

Per esempio essere costretti a parlare a voce alta senza un po' di tecnica porta spesso a perdere la voce, restare afoni.
Facciamo un esempio pratico sull'uso del diaframma.
Bisogna incamerare una buona quantità di aria, senza esagerare, come quando si va in apnea, e continuare a parlare fino all'ultimo residuo d'aria.

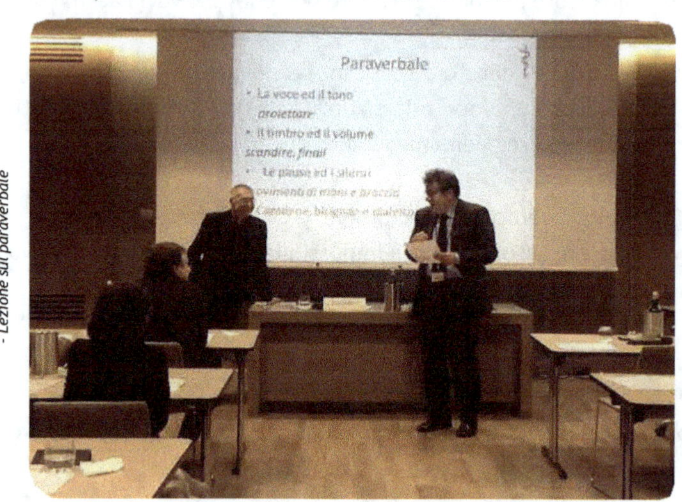

- Lezione sul paraverbale

Poi, andando avanti nell'analisi scosa fare e cosa non fare, bisogna evitare il **BIRIGNAO**.
Intanto spieghiamo cos'è il birignao.
Mi rendo conto di usare questa parola strana che però è puro slang teatrale. Allora il birignao è un recitare lagnoso, zeppo di saliscendi, di virtuosismi vocali fini a se stessi.
Che fa diventare la recitazione un **ESERCIZIO DI STILE** edonistico. Un "guardate quanto sono bravo", invece di "sentite le cose che voglio raccontarvi".

Quindi abbiamo imparato che per **PASSARE** non ci sono regole assolute.
E che l'importante è comunicare. Aiutandosi, come abbiamo già visto, anche col **LINGUAGGIO GESTUALE E VOCALE,** il quale deve essere comprensibile ma non deve usare stereotipi banalizzanti o fuorvianti.

Durante i seminari di **TBM** si possono usare come esempi in video da analizzare in questo senso i discorsi di J.F.Kennedy oppure il monologo di Antonio dal *"Giulio Cesare"* di Shakespeare, o il racconto di Bottom da "Il sogno di una notte di mezza estate".

Ricordandosi però che non bisogna cercare sempre l'empatia, a tutti i costi, quella o c'è o non c'è. Una esercitazione collettiva che facciamo fare (Emmanuel G. Lavallèe) è sul gesto e la parola, e sulla necessità che i due poli della comunicazione siano comunque in accordo (a prescindere dall'empatia).
La si fa sotto forma di una piccola pantomima dove il gruppo delle Persone/Attori va lavorare sull'arte di essere in Sintonia, **PER INTERPRETARE UNA SCENA IN ACCORDO.**

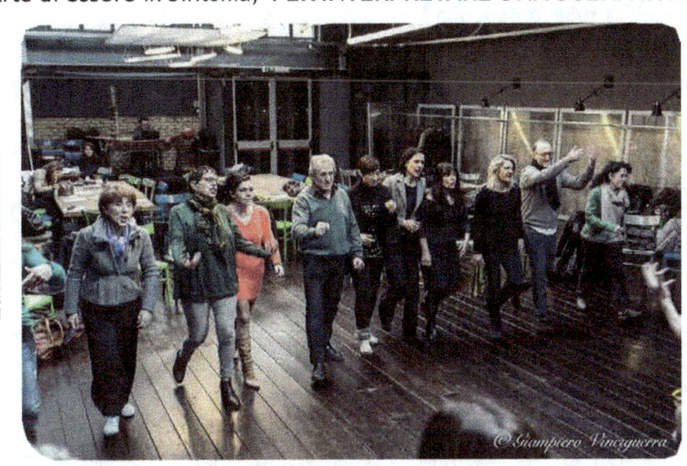

- *Esercitazione sull'accordo*

Ecco come impegnarsi sull'arte dell'accordo e del disaccordo. Col dialogo e col gesto si sviluppano delle situazioni da interpretare in coppia (camminate e dialoghi dove due protagonisti si muovono in accordo, poi decidono di andare in disaccordo, facendo funzionare in conseguenza la voce e il corpo).

La conclusione è che se il medico prende coscienza degli elementi di disaccordo intrinseci al suo modo di fare, potrà allora modificare il suo piano interpretativo.

LA LETTURA.

La prima esercitazione pratica che faccio fare sul paraverbale nei corsi di **TBM** è sempre la **LETTURA.**
Si chiamano le persone a leggere delle **POESIE.**

Comincio le prove pratiche di interpretazione proprio con le poesie. Un po' perché è il tipo di lettura più difficile che c'è, e permette di creare un clima d'aula molto positivo, dopo il primo momento di imbarazzo. Sarà sempre difficile trovare un attore che porta ad un provino una poesia, rischierebbe di farsi del male inutilmente, è un terreno minato! E poi perché consente a tutti i partecipanti al workshop di esibirsi, in una performance breve ma completa. Infine si possono inquadrare, e indicare con più facilità, gli errori che si fanno.

Vengono distribuite le poesie. Io lavoro con una selezione che mi sono studiato accuratamente. I brani che ho scelto, ognuno per una sua particolare caratteristica sono:

ALLA SERA di *Ugo Foscolo*
CINQUE MAGGIO di *Alessandro Manzoni*
TANTO ONESTA di *Dante*
IL CANTICO DELLE CREATURE di *S. Francesco*
VOI C'ASCOLTATE di *Petrarca*
LA CANZONE di BACCO di *Lorenzo De Medici*
LA PIOGGIA NEL PINETO di *Gabriele D'Annunzio*
SE di *Rudyard Kipling*
IL PIU' BELLO di *Nazim Hikmet*
È NOTTE di *Edoardo De Filippo*

Ovviamente dopo la lettura da parte del discente comincio a fare una valutazione tecnica, spesso impietosa, sul come è avvenuta la lettura, facendo partecipare tutti i presenti all'analisi dell'interpretazione. E segnalando tutti gli errori di CANTILENA, di lettura **MONOCORDE**, di lettura **BALBETTANTE**, le **SCIVOLATE**, le **CANTATE**, le letture che non fanno capire il significato.

Ecco alcuni commenti a caso tra i tanti che si potrebbero fare:

"Non so se ti sei resa conto, ma hai tirato fuori un discreto cantilenare e soprattutto ha preso spesso i fiati in controtempo. Ed eri piatta".

"Nella lettura ... hai preso il fiato tre volte, e ogni volta hai cambiato suono e tonalità ... quindi hai cantato senza ragione".

"Devi schiacciare il tono, uniformarlo, e per riuscirci devi legare tutte le frasi della strofa in un'unica tirata. Solo così il tuo discorso diventa intonato".

Altro commento:

"Ancora una volta si crede che per recitare (o per dire bene con un effetto) bisogna dare delle cadenze vistose. No, per essere credibili bisogna talvolta paradossalmente appiattire e togliere ogni andamento cantato o cantilenante".

"Sei partito bene ma ti sei andato spegnendo".

Un ultimo commento:

"La voce è impostata, l'accento è buono, ma hai cantato, hai piazzato due o tre scivolate considerevoli, talora hai abbassato troppo la voce, e per non calare ci hai messo troppa enfasi".

Naturalmente i commenti più importanti sono quelli degli altri discenti che, ascoltando i colleghi e commentando in modo impietoso, dopo un applauso, indirettamente si preparano ad essere critici anche con se stessi.

Ma veniamo... all' ENFASI.

L'enfasi è un difetto che apprendiamo direttamente a scuola: sono la maestra ed il PROFESSORE che ci abituano fin da ragazzini a caricare e cantilenare. Loro sono i primi che sbragano e si sbrodolano addosso.

Non parliamo poi dei **REGISTI** professionisti, sono di solito scarsi a recitare e spesso *"stonati"*.

Ma nessuno batte i **POETI**. Vi ricordate qualche filmato d'epoca di Montale, Ungaretti, etc? Sgarrate, nasate, falsetti, toni monotoni, e poi ansimavano, vibravano, sbrodolavano ... un disastro.

Come si può evitare tutto questo?

Bisogna imparare a recitare le **INTENZIONI** che stanno in un discorso, in una poesia, non le **PAROLE**.

Ovviamente ognuna delle poesie che ho scelto viene utilizzata per mettere il risalto qualche particolare caratteristica.

"Tanto onesta" di Dante è utile per lavorare sull'evidenza della cantilena, *"il cinque maggio"* per spiegare come sia necessario, quando ci si trova di fronte ad un testo conosciutissimo, prestare una particolare attenzione, pensare alle parole, non lasciarsi andare alla ROUTINE, al banalmente noto e registrato da una memoria antica. Tutti dicono per esempio *"la terra al nunzio sta"*. E fanno una pausa.

Ed io invece dico : anche se si va a capo potrebbe essere più logico dire *"la terra al nunzio sta muta, pensando all'ultim' ora dell'uom fatale".* Quel *"muta"* anche se inserita per metrica in una strofa seguente completa la frase che la precede.

"Alla sera" del Foscolo è per me il massimo esempio di come sia necessario mettere un po' di anima, in quello che si legge, o si fa, nella vita. La cosiddetta passione, che fa la differenza (*passion make difference*). E che bella l'immagine dello spirto guerrier che riesce a trovare un attimo di serenità solo nella quiete serale!
"Il Cantico delle creature" la utilizzo per spiegare come sia necessario creare delle calibrature, e dei crescendo per non diventare ripetitivi o perdere forza nel dare un messaggio importante.

"La pioggia nel pineto" invece al contrario su come altre volte bisogna lasciarsi andare alla musicalità ed alle sensazioni pure, senza tentare di mettere dei filtri di inutili interpretazioni.

Invece *"Voi ch'ascoltate"* del Petrarca, è la più difficile in assoluto, perché è in un linguaggio antico ma è anche di difficile comprensione e di difficile decodifica, e la uso per far capire la differenza tra dialetto e calata dialettale.
Dopo alcune letture di questa poesia del Petrarca,tutte andate male, dico di rileggere ancora una volta il componimento ma utilizzando il dialetto che la persona che ho chiamato a interpretare conosce di più.
E lì avviene il miracolo, di colpo una storia incomprensibile diventa chiarissima e tutti nell'aula capiscono perfettamente il significato delle parole del Petrarca. Comprendono il suo pentirsi di comportamenti giovanili sbagliati e apprezzano il suo nuovo stato d'animo.
Chi di noi non ha fatto delle Pazzie d'Amore? E chi non si è pentito, anche vergognandosi di quel vaneggiare?
Ecco che la comunicazione diventa intellegibile a tutti.
Perché il **DIALETTO** dovete sapere che migliora la comunicazione, **sempre!**
Il dialetto non lo impari a scuola.

Non ci sono maestre e prof. che ti insegnano ad apprezzare una cornice dove non c'è il quadro o ti tecnicizzano freddamente la comprensione, o indirizzano l'interpretazione verso il birignao o l'affettato.

Le cadenze del dialetto sono autentiche, sono vere.
Spesso anche quando si scrive in lingua invece si è pensato in dialetto. Dante, Manzoni,

Pirandello, sono degli esempi grandi ed incredibili. In loro c'è l'anima siciliana, toscana, lombarda.

Racconto anche un episodio che mi è accaduto qualche anno fa. Stavo mettendo in scena un mio adattamento de *"La Favola di Amore e Psiche"* (da l'asino d'oro) ed avevo tra gli interpreti il grande attore e cantante napoletano Beppe Barra.

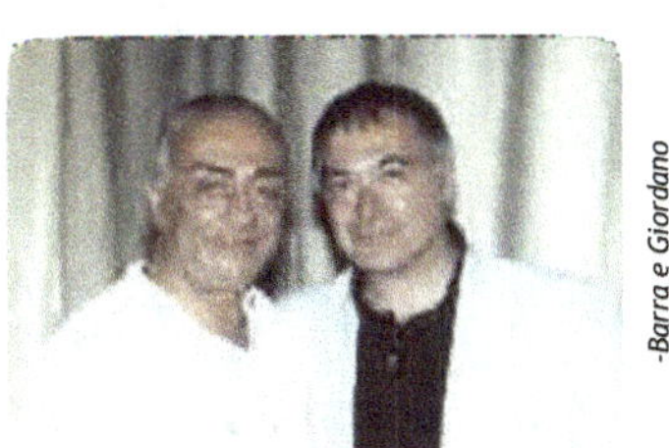

Avevo ovviamente fatto delle modifiche e degli adattamenti al testo di Apuleio nel creare la versione teatrale ispirata al testo latino e tra queste c'era un monologo sul senso e sul rodimento interiore causato dall' *"Amore malato"*, che Barra doveva recitare ad inizio di spettacolo.

Lo provavamo ma a Barra non piaceva, diceva che non se lo sentiva suo, ed in particolare che non ne riusciva a restituire il senso profondo. Allora abbiamo lavorato ad una versione mezza in napoletano arcaico e mezza in italiano, ma con l'anima partenopea. Il monologo alla fine venne benissimo, (sullo stile de " *lo cunto de li cunti* ") a tal punto che nel disco seguente di Barra insieme ai pezzi musicali volle inserire quell'unico brano recitato (dal titolo *"Cos'è l'amore"*).

Questo esercizio **TBM** si può anche fare (oltre che con le poesie) leggendo un brano in lingua e poi facendolo raccontare nel dialetto di appartenenza. In italiano verrà noioso, in dialetto esilarante e curioso.

Infine bisogna distinguere il dialetto dalla calata dialettale. Il dialetto migliora la comunicazione, la calata dialettale la peggiora! E spesso genera un senso addirittura di fastidio in chi l'ascolta.

Tra le possibili letture da far fare durante un seminario di **TBM** c'è anche un brano di GOLDONI, un monologo tratto dalla commedia *"il Teatro Comico"* in cui si spiega ad una attrice quali sono le regole per recitare bene. Quelle regole son le stesse ieri come oggi. *"Per una principiante siete passabile, la voce non è ferma, ma questa si fa con l'uso del recitare. Badate bene di battere le ultime sillabe ..."*

Quindi dobbiamo essere sicuri che i nostri pazienti comprendano quello che gli stiamo spiegando. Dobbiamo essere chiari, semplici nel rendere intelligibile quello che diciamo, ricordando anche che c'è purtroppo in giro un analfabetismo di ritorno (addirittura è stata creata la *Health Literacy* che è nata per lavorare su questo aspetto).

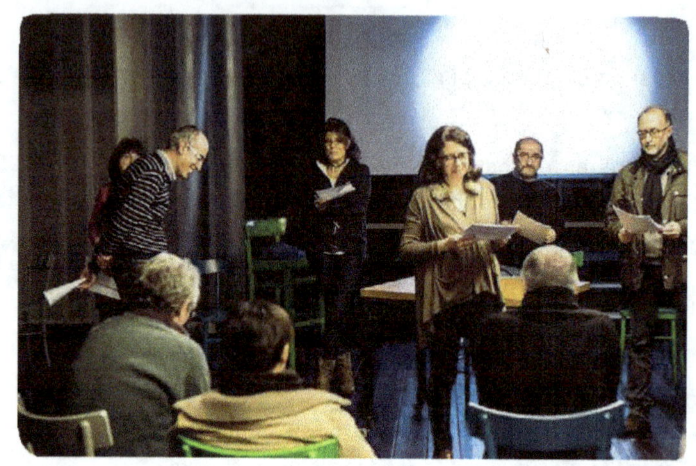

PARLARE A SOGGETTO.

Ora è il caso di sottolineare l'importanza dell'imparare ad andare a soggetto.
Quanti nostri relatori scientifici (e non) dovrebbero impararlo. Se si ripetono le cose come dei libri stampati, seguendo in modo assoluto e pedissequo le diapositive e/o lo schema della relazione senza guardare la *"platea"* si rischia di perderla senza rendersene conto.

Alle volte è anche necessario ricalibrare il tempo di un intervento. Può diventare maggiormente incisivo, se più breve, e l'auditorio è stanco. Ugualmente a teatro non è detto che chi ha la parte più lunga alla fine venga apprezzato maggiormente. Oltretutto se effettuiamo le visite mediche seguendo sempre lo stesso schema fisso di interazione con la persona rischiamo di non entrare alle volte in comunicazione, per eccesso di standardizzazione.
Ricordatevi che c'è sempre una differenza nell'interpretazione tra chi legge (o memorizza tutto) e chi va interamente o parzialmente a braccio.

Tra i video che mostro c'è un artista che è stato un mio grande amico, Giorgio Albertazzi, che recita la parte di Petronio Arbitro nel mio *"Satyricon"*, uno spettacolo in cui invece Michele Placido era Trimalcione. Albertazzi faccio vedere che non rispettava il mio testo in modo pedissequo ma ne rendeva esattamente il senso, non tradendo affatto il contenuto, ma aggiungendo al personaggio una sua *"personale"* umanità.

Certo **LEGGERE** tranquillizza, ci tiene in una zona di confort, ci fa sentire protetti, ma sicuramente rende più difficile **L'ASCOLTO**.

Qual è la tecnica che uso io per funzionare negli interventi?
Imparare, crearmi una struttura mentale, quello che devo dire, ma mai in modo perfetto.
Lasciare degli spazi **all'IMPERFEZIONE**.

Infine lasciare sempre aperta la possibilità di fare delle varianti, in particolare se non sono il primo dei relatori. Stando attento a non incorrere in ripetizioni di cose già dette, e che quindi hanno perso parte dell' interesse per l'ascoltatore.

La VOCE e il SUONO

Un capitolo a parte meriterebbe l'interazione tra la vocalità ed i mezzi meccanici, quali i microfoni e gli amplificatori.
Bisogna ricordare che quando si usa il microfono il rapporto con lo spazio è più ampio, e la percezione della posizione vocale è meno localizzata. Non si collega immediatamente la voce che si sente alla persona che parla perché la voce esce dagli altoparlanti.

I gesti devono essere meno affrettati e più ampli.
Poi la tecnica vocale da utilizzare è diversa con il microfono, tanto nei toni gravi che negli acuti, che vanno calibrati in modo vario.
D'altronde, per avere la conferma di quanto tecnicamente le cose cambiano basterebbe togliere la mega amplificazione ad un cantante del genere hard rock, hardcore, indye e simili e si avrebbe davanti ... solo un cadavere.

Con il microfono arrivi a toni e sonorità di ampiezza e profondità irraggiungibili con la voce naturale.
Ci sono ovviamente i nostalgici della vocalità *"pulita"* ... ma è inutile, parlarne diventa un semplice esercizio di stile.

Anni fa ho diretto una stagione di tragedie dell' Istituto del Dramma Antico di Siracusa ed il discorso che sentivo fare dai puristi era sempre lo stesso:

In passato nel fare gli spettacoli al Teatro Greco non si usavano i microfoni, adesso sì, perché?
Perché questa innovazione che imbarbarisce e toglie atmosfera?
Gli attori di oggi non sono in grado di portare la voce?
Non ce la fanno più a farsi sentire!!

Ed io rispondevo che sicuramente l'acustica negli anni e nei secoli era cambiata all'interno del Teatro e gli interventi strutturali avevano sicuramente modificato (peggiorando) la resa acustica. E poi ai tempi di Sofocle non c'era il traffico delle auto intorno al teatro come oggi, quindi il disturbo acustico d'ambiente era sicuramente minore.

Ma la verità principale è che ai nostri tempi siamo abituati a dei volumi d'ascolto superiori e probabilmente paghiamo questa abitudine ai decibel elevati con una maggiore difficoltà di concentrazione a dei volumi meno aggressivi.

Quindi, se serve, viva il microfono, segno dei nostri tempi, ma quando c'è, ricordiamoci che va usato bene. Bisogna conoscere la differenza che c'è tra un microfono ad archetto uno da tavolo ed un gelato...

Ancora una volta, ribadisco, è necessaria la calibratura. Il microfono è uno strumento e bisogna saperlo usare. Avvicinarlo quando serve, o allontanarlo ... ma fondamentalmente stare sempre attenti a gestirlo nel modo giusto, non dimenticarsi che c'è.

Calibratura che serve in genere, e sempre,a parte l'amplificazione: per esempio non bisogna sbrodare e sbraitare senza misura sul palco.

Lo fa chi non sa recitare, e si comporta come il nuotatore dilettante che spruzza continuamente acqua intorno a sè.

E non tiene né ritmi né tempo, e dice la sua parte senza ascoltare gli altri e tantomeno il pubblico. Sul palco bisogna faticare senza dare la impressione di faticare, e saper ascoltare.

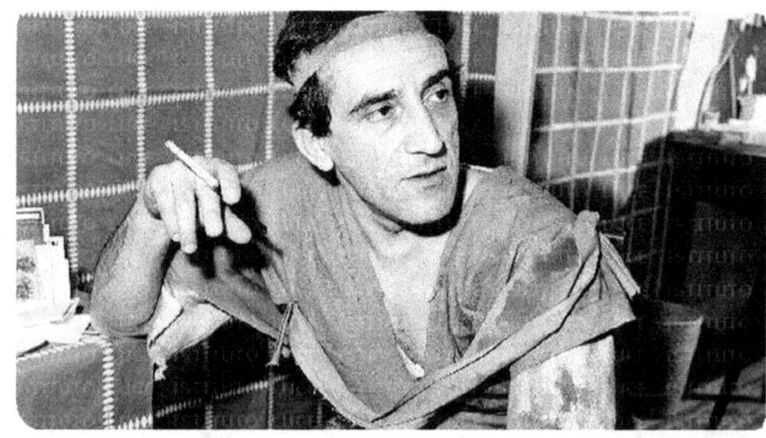

- Arnoldo Foà

L'ASCOLTO.

Stavo recitando (anche con la mia regia) al Teatro di Ostia Antica la commedia plautina **"Aulularia"**, insieme al grandissimo Arnoldo Foà. Arnoldo era già molto anziano ed interpretava la parte di Euclione, il vecchio avaro. Aveva ovviamente dei problemi di memoria ma assolutamente non voleva né suggeritore dal vivo né in cuffia.

Si era allora inventato un metodo tutto suo per aiutare la memoria. Si era registrato la sua parte, e l' intera commedia, su di un piccolo registratore che aveva collegato adun auricolare mentre il registratore tascabile lo teneva in una sacca cucita nella tunica romana.

Con la mano mandava la registrazione avanti ed indietro e recitava mentre si ascoltava. Non era una tecnica facilissima (infatti non l'ho mai più visto fare a nessuno) ma lui da *"Grande"* riusciva a gestire questa cosa incredibilmente bene. Una sera durante una scena corale alla quale partecipavo pure io, di colpo Arnoldo iniziò a dire altre cose!

Cosa era successo?!

Per colpa di un aereo diretto all'aeroporto di Fiumicino che era passato sul Teatro s'era distratto, e gli era scappato il tasto dell'avanti veloce e lui stava recitando un pezzo che stava due scene dopo e che oltretutto somigliava anche a quello che avrebbe dovuto interpretare in quel momento.

Mi guardo intorno per vedere la reazione degli altri attori in scena ma vedo che incredibilmente stavano tutti tranquilli (credo fossero Orso Maria Guerrini, attore negli ultimi anni ricordato per essere diventato l'immagine di una famosa birra e Piero Caretto, ma potrei sbagliarmi), non si erano accorti di nulla e continuavano a recitare le battute dell'altra scena.

In parole povere tutti rispondevano alle battute ma **NESSUNO** stava ascoltando l'altro!!! Questo sì che era un paradosso. Allora io mi metto a recitare la stessa scena di Arnoldo cambiando le posizioni di scena ed allontanando uno degli altri attori verso la quinta, visto che non era previsto nel quadro che stava recitando Foà, e solo allora gli altri hanno capito.

Questo aneddoto ci fa comprendere come anche sulla scena come nella vita sia fondamentale saper ascoltare gli altri. E come invece alle volte si **RECITA SOLO LA PROPRIA PARTE**, pronti ad attaccare quando l'altro finisce di parlare e si crea l'attimo di silenzio, senza che realmente per noi sia stato importante capire quello che l'altro aveva da dire. E senza tenere ben aperti gli occhi sulla situazione.

Giuro che ci sono degli attori che imparano l'ultima parola della battuta di chi parla prima di lui e che inizia a parlare quando la sente!

E se l'altro si sbaglia e non finisce la frase esattamente come è scritta sul copione?

BUCO DI SCENA!! VORAGINE DI SILENZIO!!!

Quindi ritornando al rapporto M-P ed alla fase di raccolta di informazioni, dal punto di vista del medico, per una buona riuscita del colloquio, è fondamentale la capacità di saper ascoltare. Nei casi più difficili, come quelli di patologie gravi, questa capacità, di per sé importantissima per mettere a proprio agio il paziente, si deve accompagnare ad un autocontrollo della comunicazione non verbale.

A tal proposito, è fondamentale l'uso consapevole e strategico del silenzio. Balint è l'autore che per primo ha elaborato il concetto di *"ascolto attivo"* rivolto al paziente.

> **"L'ascolto – dice Balint – e le sue tecniche garantiscono la possibilità di accedere ad informazioni del tutto impreviste".**
>
> **"Il silenzio del medico permette al malato di esplicitare le sue interpretazioni sulla malattia, eventuali timori e dubbi. Benché molto semplice da mettere in atto, questa tecnica del silenzio viene utilizzata solo nel 7% delle visite".**

Oltretutto l'effetto di un comportamento comunicativo ricco di interruzioni può influenzare in maniera negativa il rapporto M-P e compromettere la completezza della raccolta di informazioni.

La relazione M-P va creata ma poi anche mantenuta.

Naturalmente, come in ogni interazione comunicativa, anche in questa si articolano due ruoli caratteristici, che assumono vicendevolmente sia il medico che il paziente. Nella fase di raccolta di informazioni è il paziente a fungere da emittente ed il medico da ricevente.

Nella fase di restituzione, il flusso comunicativo va dal medico al paziente. Quindi, in quest'ultimo caso, il ruolo di emittente appartiene al medico ed il paziente è colui che deve decodificare le informazioni sulle sue condizioni di salute.

Il mio aneddoto teatrale precedente ci conferma a proposito di situazione, che le persone nella vita spesso agiscono in chiave fissa, senza sapere (né voler sapere) niente della situazione che ci sta dietro o intorno.

E se spesso agiamo in chiave fissa dobbiamo ben sapere che la chiave fissa alle volte può essere valutata in modo diverso a seconda della percezione della persona con cui interagiamo.

E bisognerebbe sempre avere un feedback, fare una verifica del livello di comprensione., perché alle volte ci facciamo delle convinzioni e effettuiamo delle analisi della situazione che potrebbero non essere esatte.

Questo esercizio l'ho visto fare a Dario Fo ed io lo ripropongo con delle varianti. Scelgo tre persone tra i presenti. Gli dico che mimerò una azione, dopodiché loro dovranno uscire, ed uno alla volta ritornare in aula e rifare l'azione descritta.

Ed ecco qual è l'azione:
" Arrivate in un salone. C'è una porta chiusa, provate ad aprirla. Niente, non si apre. Vi allontanate, sul fondo c'è un muro alto, cercate una via d'uscita sulla parete,toccando il muro per vedere se ci sta una porta o una fessura.
Non c'è, niente. Vi spostate all'altro lato. C'è una porta, provate ad aprirla, è chiusa a chiave. C'è un 'altra porta, sempre chiusa. Guardate da una parte e dall'altra, sembra non ci sia via di uscita. Ultima speranza, c'è ancora una porta, proprio di fronte a voi.
Proprio davanti al pubblico. La speranza è ben riposta, la porta si apre …. vedete qualcosa, si, e vi lasciate andare mettendovi in ginocchio, davanti a quello che vedete. Fine."

Dopo la mia azione mimica i tre escono ed io racconto ai presenti in sala le storie, una alla volta, prima di farli entrare, uno dopo l'altro, a mimare in sequenza.

Ecco le tre storie:

1) C'è un uomo che ha litigato in un bar ed ha sferrato una coltellata ad un amico. Le coltellate, si sa, si danno sempre agli amici.
Fugge, inseguito dagli altri testimoni che vogliono dargli una lezione, arrestarlo. Scappa. Tutte le porte sono chiuse. *"Posso fuggire di la, no"*, gli hanno chiuso tutte le vie, è perduto. Le porte sono sempre tutte chiuse. Finalmente la porta centrale si apre. Ma dietro ci sono quelli che lo stavano braccando. E lui si accascia, in ginocchio, per accettare il giusto castigo.

2) Una storia, diciamo d'amore. Lui (o Lei) lasciato dopo un litigio in un locale pubblico,va cercando la sua donna che lo ha piantato in asso, vuol fare la pace. Sa che si trova ancora lì. Apre tutte le porte, ma sembrano tutte chiuse. Tutte chiuse tranne una. La spalanca ,gli sembra di scorgerla, non è lei. Si, è lei! Sta con un altro e lo abbraccia. Lui si accascia affranto.

3) Il protagonista è uno (una) assillato da esigenze corporali impellenti. Cerca disperatamente un luogo dove liberarsi. Ma in questo posto dove diamine sta un bagno? Qui no, questa porta è chiusa. Quest'altra pure. Mi scappa! L'ultima porta. Non ce la faccio più! Si, è la toilette, finalmente e … si lascia andare.

Rientra la prima persona e mima la scena. La sua azione unita alla storia raccontata funziona! Racconto la seconda, entra la seconda persona, e anche questa storia è credibile. Poi tocca alla persona con i bisogni corporali ed è un vero successo. Tutti ridono ed applaudono! L'azione mimica è stata sempre la stessa, ma è stata *"letta"* sempre in modo diverso, ed era sempre credibile.

Quindi questo per far vedere che noi spesso ci comportiamo nello stesso modo ma non sempre il nostro comportamento viene letto nella medesima maniera. Preconcetti o percezioni momentanei possono indirizzare in modo diverso il rapporto M-P.
Così è se vi pare, diceva Pirandello.

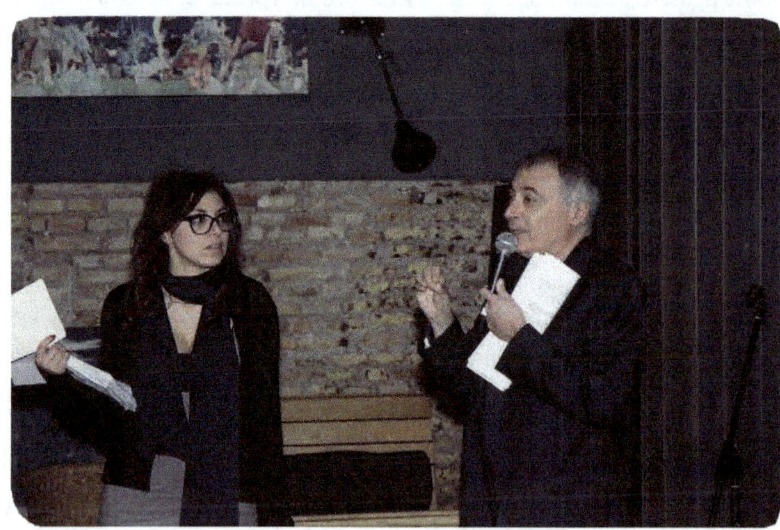

- La tutor Livia Cascarano e Giordano

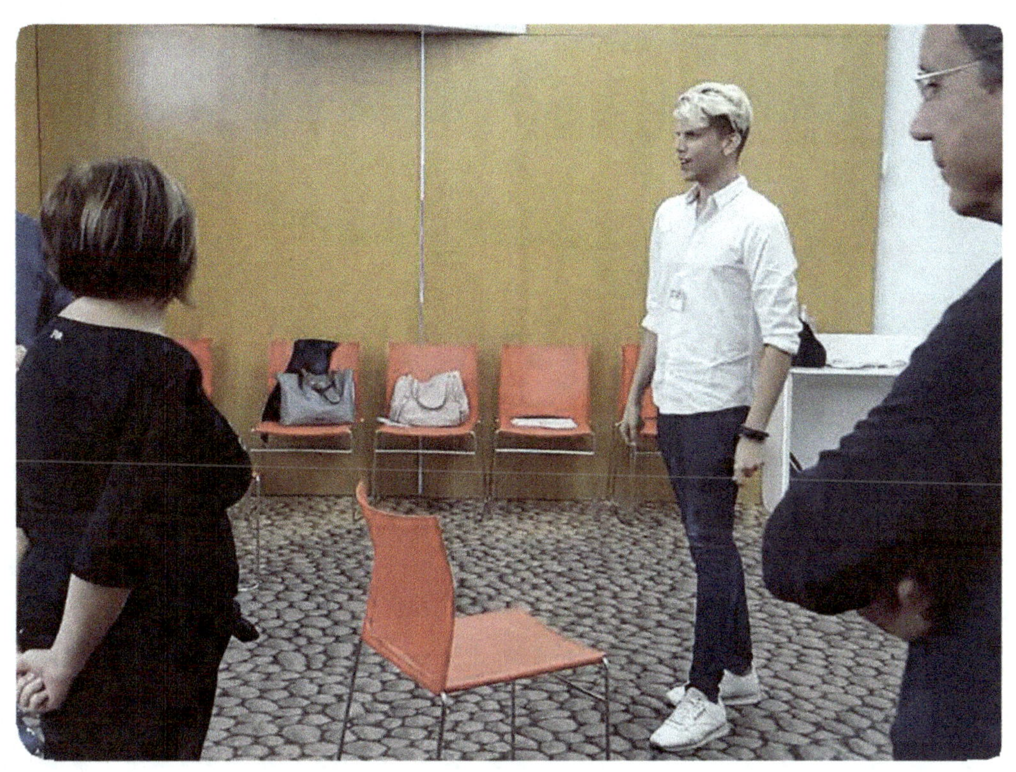

- Tutor Luca Buttiglieri

Capitolo 4

IL VERBALE

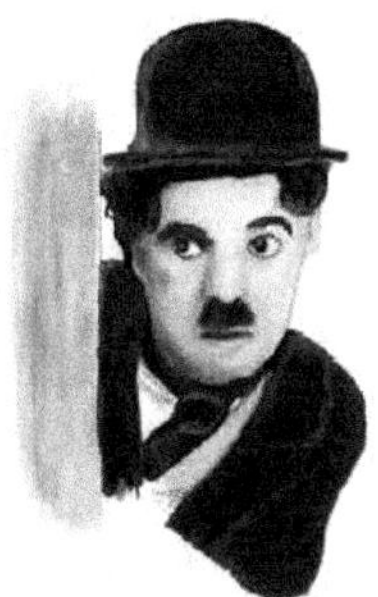

"Non è importante come entri nel palcoscenico della
vita degli altri, l'importante è l'uscita di scena.
Quindi prendi fiato e sorridi comunque sia andato lo spettacolo.
E fai il tuo inchino migliore ma soprattutto non concedere mai il
bis ad un pubblico che non se lo merita."

(Charlie Chaplin).

La parola occupa solo il 7% della comunicazione.

In origine la parola era magia, esposizione della parola, la trasmissione del pensiero. Non aveva bisogno di essere *"eccessiva" o "descrittiva".*

D'altronde non si può negare che la parola del medico è comunque una parola pesante, una parola che **INCIDE**. Quando un medico fa una diagnosi può sbagliare il modo di comunicarla ma quello che dice ha una sua forza particolare, anche perché spesso quello che dice è la comunicazione che una vita cambierà.
Sta a mezza strada tra il pensiero e l'azione.
Se vogliamo andare oltre lo studio del 1972 che sancì la percentuale del 7% per la comunicazione verbale e lo integriamo con i seguenti di Ekman, Friesen e Rachman possiamo arrivare ad un 30% lasciando a non verbale e paraverbale il restante 70% che comunque non è poco.

Anche la parola del paziente, è fondamentale, sin dall'inizio, dalla raccolta delle informazioni.All'inizio del colloquio, il paziente lancia una serie di segnali, di indizi che rimandano al punto di vista del malato, alle sue condizioni di salute, ai sentimenti ed alle aspettative che nutre nei confronti della malattia. Sta al medico decifrarli ed interpretarli per un corretto confronto con il paziente.

La raccolta di informazioni permette al medico di fare una diagnosi appropriata, certo, ma anche di capire come il paziente potrà affrontare la malattia quotidianamente e, di conseguenza, di organizzare un piano terapeutico adatto.

Il medico deve, dunque, saper chiedere, ma anche saper ascoltare.
Le domande del medico, lo sappiamo, possono essere aperte oppure chiuse.

Quelle aperte danno al paziente l'opportunità di fornire elementi su di sé in modo più libero. Infatti, esse richiedono risposte elaborate e complesse che permettono al malato di includere informazioni non previste.

Ogni domanda rivolta a conoscere il punto di vista del paziente è una domanda aperta. Essa può essere diretta tipo: *"Da quanto tempo avverte questo disturbo?"*.

O può essere indiretta: ***"Mi parli meglio di questi mancamenti ..."***. In questo tipo di colloquio viene spesso utilizzata un'altra tecnica di comunicazione: la tecnica dell' *"ECO"*.

Cos'è? Si tratta della ripetizione in forma interrogativa di un termine utilizzato dal paziente, in cui l'intonazione del parlato, la mimica e la gestualità hanno catturato l'attenzione del medico. Vedete come torna sempre in modo prepotente il non verbale?
La tecnica dell'eco dà l'occasione al paziente di approfondire ulteriormente il discorso. Tra domande aperte e tecnica dell' eco vi è, comunque, una sostanziale differenza: mentre le prime sono interamente nelle mani del medico, che può decidere di usarle per esplorare uno specifico aspetto della malattia, la seconda agisce in funzione di una sollecitazione che arriva dal malato e, in un certo senso, restringe l'autonomia del medico.

Per quanto riguarda, invece, le domande chiuse, esse sono le più utilizzate dai medici nelle consultazioni. Una domanda chiusa prevede una risposta esatta e breve. Ad esempio, se il medico chiede: ***"Signora, quanto ha avuto di febbre?"***, sta formulando una domanda chiusa, che prevede come risposta un numero, ad indicare la temperatura del paziente.

Non è consentita alcuna divagazione. Le domande di questo tipo non danno spazio a nessuna apertura verso il vissuto del paziente. Un colloquio caratterizzato da numerose domande chiuse è chiamato in letteratura ***"high control style"***, stile tipico della medicina, indispensabile per focalizzare una sintomatologia, funzionale all'acquisizione di dati per la formulazione di una diagnosi strettamente legata alla patologia.

LA SOLITUDINE DEL MEDICO E LE PAROLE CHE CURANO

Ci vengono a questo punto spontanee alcune domande. C'è un metodo per evitare l'inerzia terapeutica e sposare la compliance?

Il medico stressato, come deve fare per riuscire a resistere alla tensione?

Con la tecnica, con la respirazione ? Come fare a padroneggiare le emozioni? Come essere aperti alle emozioni anche negative senza esserne devastati? Come gestire la Solitudine del Medico?

Bisogna lavorare sulla tranquillità e l'empatia. La **TBM** ha sviluppato degli esercizi dedicati all'**ARTE DELLO STUPORE E DELLA SINTONIA**.
Esercizi creati per mettere il cervello in una dimensione di ritmica musicale.
Improvvisazioni per farci capire come talvolta ci si perde talvolta ci si ritrova. La terapia come un **GIOCO** che genera empatia.

Abbiamo appena chiarito che per una diagnosi corretta, che vada oltre l'analisi dei sintomi, è opportuno che il medico alterni domande aperte a domande chiuse, anche se questo porta ad una perdita momentanea dell'autonomia del medico rispetto al paziente.

È interessante notare come sia molto più rara la formulazione di domande da parte del malato. Infatti, il fare domande al medico dipende anche da alcune caratteristiche socio-culturali.
Gli anziani, le persone meno istruite e quelle meno competenti, tendono a fare poche domande. Cacciari ci spiega che una delle difficoltà legate al porre dei quesiti può essere ricondotta "al fatto che la relazione medico-paziente è generalmente concepita, sia dai medici sia dai pazienti, come una *"richiesta-offerta di aiuto"* piuttosto che una *"richiesta-offerta di conoscenze"* considerata forse appropriata per un altro tipo di rapporto, quello tra *"docente e discente"*.

L'ascolto del paziente può, inoltre, essere favorito dall'uso di alcune tecniche di continuazione, rappresentate da frasi brevi che invitano il paziente a continuare il discorso. Possono essere semplici vocalizzazioni, oppure parole come *"va bene"*, *"continui"*, *"e poi?"*.

Elementi questi che servono sia a mostrare interesse per l'argomento, sia a mettere a proprio agio l'interlocutore. La letteratura suggerisce *"una strategia a cono"* per la raccolta dei dati, che utilizzi inizialmente domande aperte, per poi stringere, con domande più focalizzate e chiuse, soltanto quando l'area dell'inchiesta diviene più chiara. Platt e Mc Math sostengono che una buona visita è caratterizzata da un inizio in cui la voce del paziente dovrebbe sentirsi di più, e molto meno quella del medico.
Più avanti il medico dovrebbe intervenire di più e meno il paziente. Anche la conoscenza del contesto di vita del paziente è un elemento fondamentale per favorirne la

compliance. Un medico deve essere in grado di dare dei consigli e delle prescrizioni adattandole alle esigenze del malato, alle sue abitudini, al suo stile di vita. Dunque, prendere in considerazione i fattori psicosociali che si considerano importanti è elemento indispensabile per una buona relazione con l'assistito.

Ma tutto ciò avrebbe scarso effetto se il medico non facesse attenzione ad altri importanti fattori relazionali quali il guardare negli occhi il paziente, sapere il suo nome, saper ascoltare ciò che egli ha da dire. Sembra una cosa banale ma non lo è, per esempio il medico che ricorda a memoria il nome del suo paziente (o finge di ricordarlo buttando l'occhio alla cartella).

Il livello di compliance varia in base a due specifici fattori: uno legato alle caratteristiche individuali del paziente, l'altro a condizioni relative al sistema sanitario. Nel primo caso, la maggior parte delle ricerche si è incentrata *"sull'health belief model"*, un modello che sottolinea il ruolo delle credenze dei pazienti nella percezione dei benefici e degli ostacoli.

L'aderenza alla terapia sarà maggiore se il soggetto crede di essere vulnerabile alla malattia o di averne una grave.

Nel secondo caso, l'attenzione è stata rivolta al comportamento dello staff delle strutture sanitarie, alla comunicazione insoddisfacente tra M-P e alla comprensione, da parte del paziente, delle informazioni ricevute. Nel comunicare la diagnosi, è importante che il medico spieghi in modo chiaro ed esaustivo le problematiche della malattia, senza utilizzare termini eccessivamente tecnici.

Un lessico complicato, infatti, diventa nel processo comunicativo una sorta di *"rumor"* che impedisce al paziente di decodificare il messaggio e lo spinge verso uno stato di tensione e confusione. Spiegare le cose in modo semplice non significa, però, perdere la necessaria professionalità agli occhi del paziente, dal momento che questa costituisce uno degli aspetti che maggiormente contribuiscono a rassicurare il paziente.

Nella fase in cui occorre verificare se quello che il medico ha compreso coincide con le informazioni fornite dal paziente, è opportuno infine utilizzare parafrasi e brevi ricapitolazioni.

Quindi si può affermare che la parola in questo caso, se ben calibrata è in grado di aiutare, di indicare un cammino, di recare speranza.

In sintesi ricordiamoci sempre che **LE PAROLE CURANO!**

E che come i farmaci vanno usate in modo adeguato!

La parola è per l'albero umano ciò che è il fiore per l'albero vegetale, diceva Barrault. *Si può immaginare un fiore senza il suo stelo, le sue foglie, i rami che lo legano al tronco fino alle radici che recano nutrimento?*

Come il fiore, la parola fa parte carnalmente del corpo umano.

LA Theatrical Based Medicine (TBM) e la Health Literacy (HL).

La TBM occupandosi di tutti i meccanismi che intervengono nella comunicazione M-P e sanitaria si occupa anche delle problematiche collegate alla HL (in particolare riguardo alle patologie croniche ed il diabete).

D'altronde basta dare uno sguardo all'evoluzione delle modalità delle proposte teatrali nei secoli per comprendere che da sempre anche il Teatro ha utilizzato - tenendo conto delle sue problematiche socio-economiche, e bio-psico-sociali- l'approccio comunicazionale per mantenere alta l'aderenza del fruitore. L'attenzione e la comprensione sono necessarie, per mantenere una partecipazione sia Emotiva che Culturale, avvertita e cosciente, dei fatti che devono essere rappresentati.

La dialettica tra scena e spettatori (almeno fino ad un passato recente) ha sofferto di un'insanabile frattura fra quanto avviene nello spazio scenico e al di fuori di esso. Da una parte il mistero, l'ordine, il pensiero nobile; dall'altra, la vita materiale, il caos, l'istinto primario.

Due mondi separati da una sottile invisibile linea di confine dove convivono in un periodo limitato di tempo, nella medesima cavità pseudo-teatrale, e ciascuno seguendo le proprie regole abitudini, necessità, differenti scopi. Da qui possono generarsi collisioni permanenti, ripulse urticanti o esaltanti, splendide armonie.

Ricordiamo brevissimamente la Storia della comunicazione teatrale nei secoli. Iniziamo col Teatro nella Grecia del V secolo, dove il coinvolgimento per intere giornate era istintivo, popolare, ma anche emozionale e credibile.

Dove il rapporto tra realtà e finzione si sublimava nella scena con la verità e la sua illusione, insomma con la Magia del Teatro. Nei secoli seguenti, invece, all'abbassamento della HL del periodo medioevale corrisponde la necessità di inventarsi le sacre rappresentazioni ed il teatro di strada per continuare ad avere una qualche comunicazione, utilizzando il terrore, la morte, ed il rapporto con l'aldilà per mantenere una qualche aderenza con il livello di comprensione comune a tutti.

Il Cinquecento porta ad una rinascita del Teatro strutturato (ma ancora elitario) per poi sfociare nell'epoca d'oro del Teatro Elisabettiano del '600 allorché di nuovo lo Spettatore acquista un ruolo fondamentale, dove non è più solo fruitore passivo, ma partecipante attivo (lo Spettatore, come il nostro Paziente, al centro).

La Commedia dell'Arte che infrange la quarta parete del teatro sei/settecentesco, il melò dell'Ottocento, le nuove avanguardie del Novecento, e le tecnologie interattive dei nostri giorni, continuano a mantenere lo spettatore al centro della forma di comunicazione più antica.

Come può lavorare la **TBM** sulla HL? Migliorando l'*empowerment* delle persone.

Lo stato della salute è influenzato da bassi livelli di **HL**. Allora grazie alle tecniche non verbali, paraverbali e verbali tipiche della **TBM** si può ridurre il gap dovuto al livello culturale diverso, legato alle etnie ed alle immigrazioni, ma anche quello collegato alla analfabetizzazione di ritorno, o alla cultura imperante ed esasperata stile 2.0 o dottor Google.

Nel momento in cui a Teatro si sentiva più forte la minaccia della radicalizzazione dovuta alla Quarta Parete è nata la Commedia dell'Arte, in cui la comunicazione poteva prescindere dalla parola ed arrivare nelle strade, uscendo dai paludati teatri- musei.

La **TBM** diventa così uno strumento prezioso per la formazione, per esempio, del team diabetologico.

Con la **TBM** l'attenzione è rivolta al comportamento dello staff delle strutture sanitarie, alla comunicazione insoddisfacente tra M-P e alla comprensione, da parte del paziente, delle informazioni ricevute. Nel comunicare la diagnosi, è importante che il medico spieghi in modo chiaro ed esaustivo le problematiche della malattia, senza utilizzare termini eccessivamente tecnici.

Un lessico complicato, infatti, diventa nel processo comunicativo una sorta di *"rumor"* che impedisce al paziente di decodificare il messaggio e lo spinge verso uno stato di tensione e confusione. Spiegare le cose in modo semplice utilizzando anche tecniche del non verbale, non significa affatto perdere la necessaria professionalità agli occhi del paziente, dal momento che la Comprensione costituisce uno degli aspetti che maggiormente contribuiscono a rassicurare e rendere aderente il paziente.

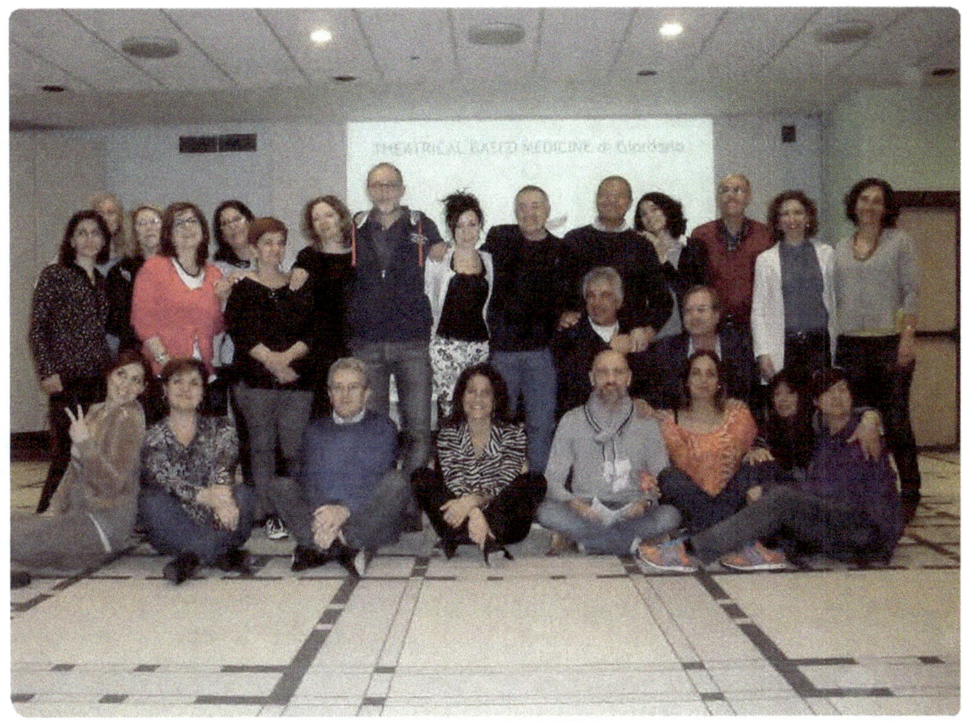

- Conclusione di un master triennale TBM. Il gruppo

Capitolo 5

IL METODO

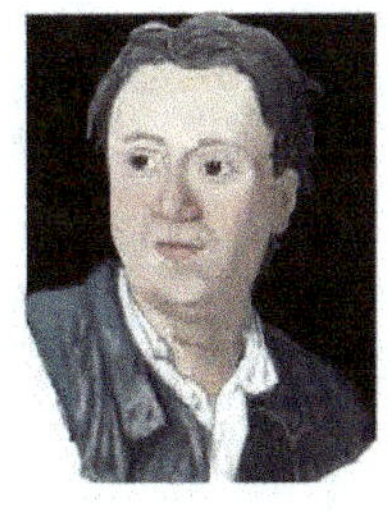

"**Preferite un bel momento o una bella parte?**
Se questa è la vostra scelta, non è però la mia".

(Denis Diderot)

Allora quale metodo *"teatrale"* usare per intervenire su tutti questi aspetti della comunicazione sanitaria?

Io ho scelto per la **TBM** i metodi Stanislavski/Strasberg, però rileggendoli ed adattandoli alle necessità di una innovativa forma di comunicazione.

Ma la strada che arriva al grande **METODO** del Novecento (quello dell'Actor's Studio di Strasberg) parte da un po' più lontano, dall'enciclopedista settecentesco Denis Diderot che si chiede: l'attore può ridere o piangere a comando?

Diderot si rende conto che il problema legato alla disomogeneità dei livelli interpretativi è la mancanza di un metodo.

E scrive un libricino che intitola *"Il paradosso sull'attore"*.

Lui non sopporta il potere dell'attore, fatto di passionalità e distacco umorale, non vorrebbe lasciare niente al caso. È il testo che dovrebbe fare da padrone non l'interprete.

Non può tollerare che tutto dipenda dalla serata di grazia o meno dell'interprete. O dal pubblico, in sintonia oppure in abbiocco, o particolarmente distratto, quel giorno.

Non tollera che il successo o meno … quindi prescinda dall'Autore, dal valore del testo letterario!!!

Che prescinda dai contenuti!. Dal significato della **PAROLA**, per capirci ! Come è possibile che il successo dipenda esclusivamente dal livello di comunicazione tra Attore e Pubblico, senza che il **COPIONE** scritto, la parola, la tecnica pura, "le linee guida", il **CONTENUTO**, risultino determinanti?

Diderot dice che uno deve programmare, controllare, l'esibizione che deve poi essere **SENZA SORPRESA** e **SENZA SORPRESE**.

Allora per prima cosa è importante il distacco dall'emotivo. L'attore non deve provare emozioni!!! Dice:

"È l'estrema sensibilità che fa gli attori mediocri, è la sensibilità mediocre che produce la folla dei cattivi attori, ed è la mancanza assoluta di sensibilità che prepara gli attori sublimi".

E continua affermando che le lacrime dell'attore discendono dal suo cervello, quelle dell'uomo sensibile salgono dal cuore.

Quindi siamo ovviamente di fronte ad un paradosso, ed oltretutto ad un paradosso di quel periodo splendido che è il secolo dei Lumi, il settecento. Lui respinge la sensibilità ed insiste che non serve ad un grande attore.
Ed un medico-attore come si deve comportare?

Vi racconto un episodio. Recentemente sono stato invitato a Firenze a fare un intervento durante la giornata internazionale dedicata ad una patologia cronica. Davanti ad una platea gremita recito la storia della malattia di una ragazza.
Una bellissima e toccante storia, *"la storia di Elisabeth"*, che trovate nel capitolo Antologia di questo libro. Durante la mia performance l'emozione degli spettatori era palpabile ed ho visto parecchie lacrime scendere sui volti commossi degli ascoltatori.
Dopo di me sale sul palco una signora che legge il racconto della sua vicenda umana personale, della sua malattia **VERA** e mentre legge si emoziona e si mette a piangere.
Bene, in platea c'erano solo volti imbarazzati e per nulla partecipanti.
Ed a posteriori tutti ricordavano la mia toccante ed emozionante storia, non l'altra, quella *"vera"*. Allora forse il **PARADOSSO** non è poi così paradosso. Il mio racconto falso aveva fortemente commosso e la commozione vera invece non aveva raggiunto lo stesso scopo!!!
Anzi, aveva creato resistenze inconscie!

DOPO DIDEROT c'è STANISLAVSKIJ e poi STRASBERG.

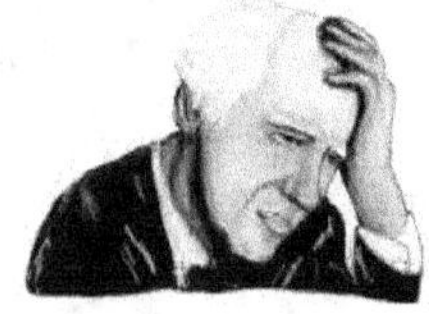

"Non si può dare il massimo finchè la furia delle passioni non si è spenta" .

(Stanislavskij).

Il metodo di Strasberg deriva da quello di Kostantin Stanislavskij (KS).
Kostantin dice: *"Bisogna avere un cuore caldo ed una mente fredda"*.

Il suo sistema è una psico-tecnica, una tecnica che non riguarda solo le abilità manuali e fisiche ma principalmente il controllo delle emozioni e degli stati psicologici.

L'incontro di Lee Strasberg (LS) col Teatro D'Arte di Mosca e con Stanislavskij avviene nel 1924 durante una tournèe americana dell'artista russo. Strasberg vede a teatro recitare il mitico attore moscovita, viene colpito dalle sue interpretazioni, e si appassiona ai suoi studi teorici sull' attore.

È affascinato perchè Stanislavskij, lavora sulla verità dell'attore. La necessità dell'imparare a memoria assorbe l' energia emotiva, dice KS, ma l'emozione non può stare al passo con le parole. Tutto quello che occorre è l'Arte per non farsi prevaricare o per non prevaricare. *"Ma dove e come posso imparare quest'arte?".*

Se vi ricordate all'inizio di questo libro ho detto che non esiste Metodo. Ovviamente non è così, ma è importante che un metodo sia valido, creato nel modo giusto.

Un grandissimo attore dell'ottocento Edmund Kean diceva: *"O uno ha un grande maestro da cui poter imparare oppure è meglio affidarsi all'unico grande maestro sicuro, cioè se stessi".*

Ma non tutti ci chiamiamo Edmund Kean che aveva potuto fare a meno di un maestro! Quindi torniamo al metodo dell'Actor's Studio di LS.

Per Strasberg il punto di partenza è lo stesso di Stanislavskij.: *"Come può l'attore al tempo stesso sentire e controllare le sue azioni sul palcoscenico?".*
Domanda che Strasberg completa e riformula in questo modo.
"Come può l'attore rendere espressivi i suoi veri sentimenti sul palcoscenico?".
Ecco che queste parole cominciano a coinvolgere anche noi, che siamo interessati a rendere espressivi e comunicativi i sentimenti sul palcoscenico della vita di relazione, ed in particolare in campo sanitario.

Quindi abbiamo capito che il metodo Strasberg è una rivisitazione dello Stanislavskij, un aggiornamento modernizzato del sistema. Lee si convince, seguendo le teorie di Stanislavskij e Diderot, che l'attore non deve essere un imitatore più o meno abile o un artista soggetto a slanci passionali ma un professionista che grazie ad un duro allenamento è in grado di creare e controllare le emozioni quando e come vuole.

Sulla memoria emotiva Strasberg si intrattiene a lungo. La memoria emotiva è alla base non solo del lavoro dell'attore ma di tutti, delle diverse categorie di memoria, mentale, fisica, dei sensi e affettiva.

La memoria affettiva è la struttura portante della capacità di immaginazione, e può venire allenata alla stessa stregua di quella fisica che contiene le nostre capacità tecniche.
Ma la capacità di provare e riprovare delle emozioni non si identifica con la capacità di esprimerle.
Allora è necessario fare **TRAINING**.

Il training teatrale è qualcosa di molto diverso da un semplice allenamento. Perché comporta, oltre all'acquisizione di una serie di abilità fisiche e disposizioni psicologiche quali la concentrazione o il rilassamento anche una preparazione chiamiamola culturale, intesa a sviluppare il riflesso dell'interazione.

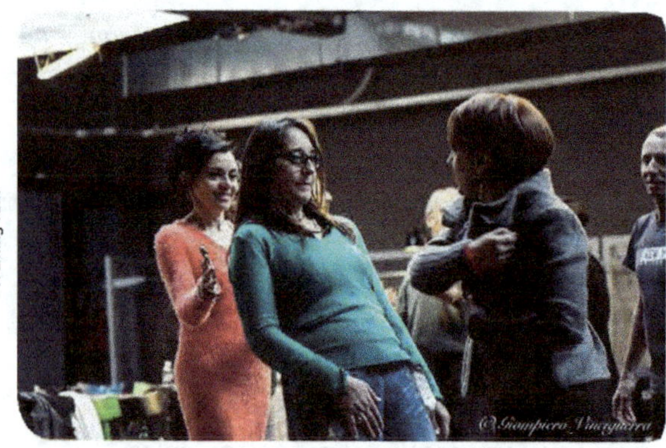

- Training TBM

Su questo aveva molto lavorato un allievo di Stanislavski, Mejercol'd, col suo laboratorio. Impegnandosi nelle tecniche di rilassamento, contro il buco nero, cioè contro la difficoltà a stare su di un palcoscenico. E su come fare per riuscire a dimenticare di trovarsi su quel palco, e sentirsi a proprio agio.

Per lavorare sui *"nostri buchi neri"* anche noi, con la **TBM**, dobbiamo lavorare sulla concentrazione, sul rilassamento e sulla memoria emotiva. Generando intanto, e per cominciare, dei movimenti liberi e non impediti.

Durante la giornata di lavoro ripetiamo all'infinito gli stessi gesti. Nelle lezioni di **TBM** impariamo invece a lasciare fluire il corpo, e accompagnati per esempio, dal suono di una bella musica vediamo come spalle, bacino, braccia, e gambe possono – al di là delle competenze tecniche – intervenire come mezzo di comunicazione: stare bene con se stessi è un passo importante.

Poi nelle normali giornate lavorative ognuno adatterà su se stesso quello che ha imparato. La tecnica del mimo interviene qui (nel training **TBM**) come un eccezionale elemento educativo.

IL TEMPO

Il tempo non ha sempre lo stesso ritmo al metronomo della vita.
Alle volte il tempo ha un'importanza relativa. Altre volte necessita di
velocizzazioni o rallentamenti.

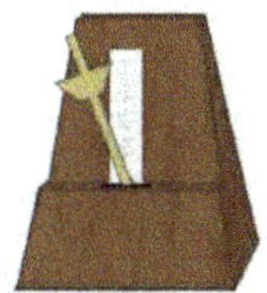

Anton Cechov, il drammaturgo -medico (per tutta la vita fece i due lavori come il
sottoscritto) taglia un'ora di testo alla commedia *"Zio Vania"*, che durava tre ore e mezzo.
"Troppo lunga - diceva il suo regista Stanislavskij - *la commedia non funziona."*

Un mese dopo torna Cechov dal suo attore-regista e gli chiede :
Come va adesso, che ho fatto i tagli al testo?
Stanislavskij risponde: *Ora funziona tutto a meraviglia.*
Cechov: Perfetto. E quanto dura adesso lo spettacolo?
Stanislavskij: *Tre ore e mezza.!!!*

Questo aneddoto mi permette di fare una piccola divagazione sul ***TEMPO*** dedicato alla
visita. Recentemente leggevo che mediamente il tempo dedicato ad una visita è di
SETTE/OTTO MINUTI!
Il primo commento che viene spontaneo è:
ma è pochissimo!!! Assolutamente insufficiente!!!!!

Ma è davvero così insufficiente, oppure alle volte succede come nella commedia di Cechov
dove tagliate 15 pagine di dialogo non si riesce a ridurre il tempo della messinscena (o
della visita)?

Per restare nel campo teatrale un personaggio di Shakespeare, Riccardo II dice:
"Io ho consumato il tempo ed ora il tempo sta consumando me".

La verità è che non è importante quanto tempo viene dedicato ad una consultazione
medica ma come si utilizza questo tempo e come si sviluppa all'interno di questo spazio
temporale il rapporto M-P.

Sono stati fatti vari studi per capire quanto tempo serve per arrivare ad una adeguata
condivisione delle conoscenze (si dice 10 minuti). Ma ovviamente quello temporale è un
terreno insidioso.

Sono inorridito leggendo in qualche trattato che con convinzione c'era chi affermava che un bravo medico fa la diagnosi già nel momento in cui il paziente supera la porta dello studio! Non tutte le situazioni sono uguali, quindi non si può trarre una regola generale.

Quello che è certo è che il gradimento da parte del paziente, si è visto, non è direttamente dipendente dalla durata della visita, e che, d'altro canto c'è troppo spesso una scarsa aderenza alle terapie, segno di una comunicazione spesso frettolosa. Quello che è sicuro è che a Teatro si stigmatizza: meglio una commedia breve ed incisiva che una troppo lunga e noiosa.

ESERCITAZIONI PRATICHE.

Ecco alcune semplici esercitazioni impostate sul movimento per rafforzare empatia ed emozioni, per esempio:

• Camminare per andare a prendere un libro.
• Camminare e nel frattempo pensare a qualcosa.
• Passare davanti ad un leone addormentato.
• Provare una serie di azioni da compiere senza troppa gestualità.
• Provare vari stili di camminata: triste, fresca, interdetta, timorosa …
• Camminare metabolizzando cos'è la rabbia.
• Ripetere in mille modi diversi la pantomima del Cavaliere.

1. ESERCITAZIONE DEL "CAVALIERE".

La pantomima del cavaliere? Esatto.
La pantomima del cavaliere, uno degli esercizi targati TBM, funziona così. Bisogna ripeterela filastrocca mimando tutte le azioni che la compongono:
"Un Cavaliere
scende da cavallo.
Entra in un'osteria,
chiede una birra,
la beve,
paga,
e se ne va".

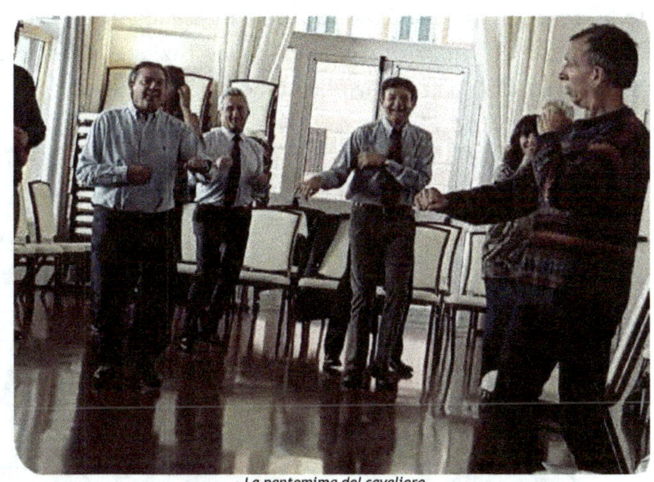

- La pantomima del cavaliere

L'azione va ripetuta lenta, poi più veloce, poi ridendo, piangendo, arrabbiati. tristi, etc. E poi da soli, a gruppi da tre/quattro persone o tutti insieme.

Questo esercizio come tutti gli altri che seguono sono stati creati per analizzare l'essenza di una *MALATTIA* attraverso il controllo del corpo ed il movimento. Esercizi semplici, facili da eseguire ma che devono andare contro gli insegnamenti dell'addestramento miope e della gestione amorfa delle abitudini.

2. ESERCIZIO DUE (la gestione delle emozioni).

Bisogna mettersi in piedi con le gambe leggermente divaricate, ponendo le braccia in avanti con i palmi aperti. Si inizia a respirare muovendole dal basso verso l'alto lentamente, su e giù per due volte poi bisogna aprire le braccia, portarle in basso come per prendere dell'acqua e fare il movimento di buttare l'acqua, ripetere per tre volte inspirando ed espirando.

Tutto sempre lentamente.

Di seguito portare le braccia prima a destra poi a sinistra come se fossero la coda di un cavallo in movimento.

Poi di nuovo prendere l'acqua e buttare l'acqua, ripetendolo per quattro volte. Poi di nuovo il movimento della coda di cavallo per quattro volte. Successivamente braccia in alto e creare dei cerchi prima a destra poi giù e poi a sinistra. Infine aprire le braccia inspirare chiudere le braccia e respirare. Concludendo abbassando giù le braccia lentamente.

Analisi e spiegazione: Quando abbiamo un' esitazione tendiamo ad accelerare il movimento. Se si sbaglia la respirazione aumenta.

"La Paura e l'ansia sono veloci".

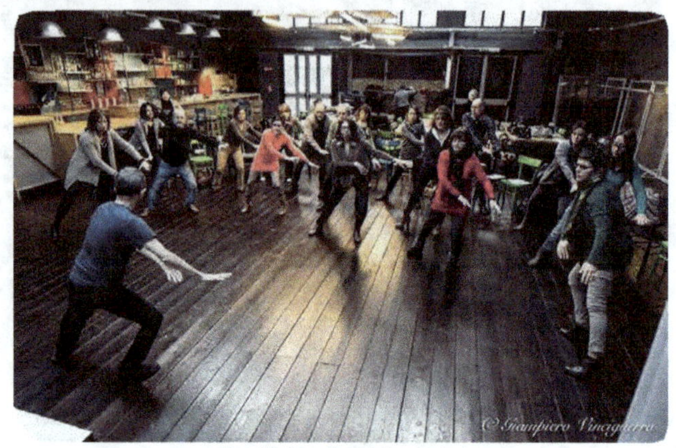

- Esercizio la gestione delle emozioni

3. ESERCIZIO TRE. (LO SPAZIO E LA COMPRENSIONE.)

Quando ci piazziamo al centro il corpo è radicato, ma pronto ed attivo, appena si sposta il baricentro a destra o a sinistra subito ci si trova in posizione di riposo e di stanchezza.

Poi si ritorna centrali, chiudendo le gambe, così lo spazio della respirazione si chiude, invece con le gambe divaricate e le braccia divaricate è troppo squilibrato il nostro baricentro.

Come essere, o in un modo o nell'altro, dipende da noi.

"Per capire, posizionatevi con gambe leggermente divaricate, restando centrali, inspirate e respirate alzando ed abbassando le braccia."

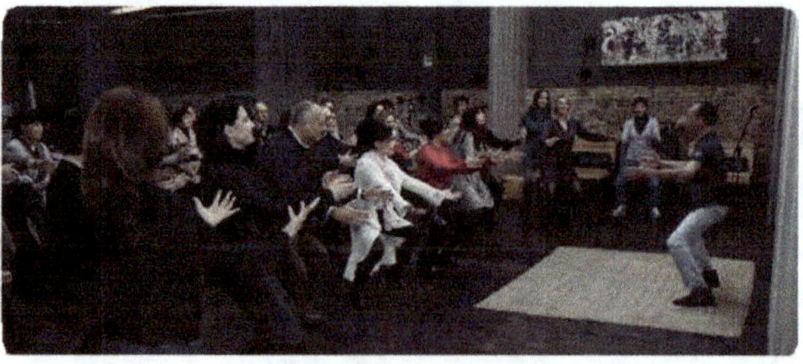

- Esercizio 3, lo spazio

SUSAN STRASBERG.

Io conosco bene il Metodo dell' Actor's Studio perché ho avuto la fortuna nella vita di essere stato molto amico di Susan Strasberg, la figlia di Lee Strasberg, grande attrice, depositaria del metodo, purtroppo scomparsa da alcuni anni, e di avere, per un periodo, anche aperto con lei una sede italiana dell' Actor's Studio a Roma dove sono venuti a fare dei seminari alcuni dei grandi attori docenti del Metodo.

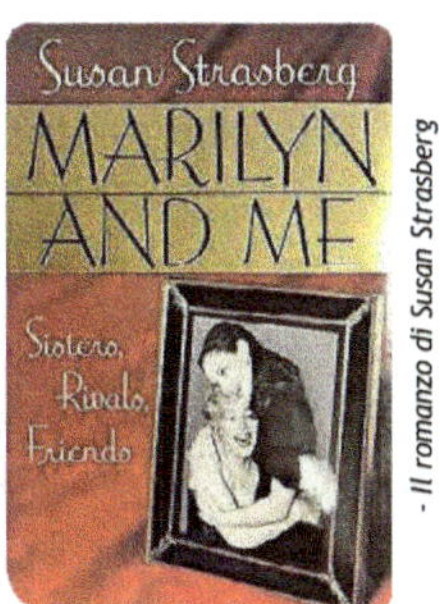

- Il romanzo di Susan Strasberg

Ricordo, tanto per fare alcuni nomi, che sono stati soci dell'Actor's oltre a Marylin Monroe a all'altro mito James Dean, Paul Newman (a lungo presidente), Al Pacino, Bob De Niro, Shelley Winters, Ellen Bulstryn,Harvey Keitel, etc.

C'è una dedica che Susan Strasberg mi ha fatto sul suo libro dedicato ai suoi rapporti di amicizia e vita con Marilyn Monroe (dal titolo *"Marilyn and me"*) a cui sono molto legato. La dedica è così:

Renato-
nello questo theatro della vita
Io spero-desidero per te che tu
Seguire tutti tuoi sogni - perché
Sono fatti per diventare vero -
Tu meriti - it's a pleasure to
Work with you - from
Sicily to Rome -
I wish you all love + light
Susan Strasberg
Rome, July 1992.

Ancora una volta una citazione al Teatro della Vita ed un augurio fatto col cuore di riuscire a realizzare tutti i miei Sogni.
Cara Susan, grazie. Avevi ragione, credo proprio di essere riuscito a realizzarli quasi tutti.
Dico quasi, perché temo che finchè ne avrò la forza ne inseguirò sempre uno di nuovo di sogno, a prima vista irrealizzabile...

LA COMMEDIA ALL' IMPROVVISO

L'attore per raggiungere il risultato lo deve rendere reale e personale.
Per un regista contemporaneo è difficile accettare questo.

In precedenza ho scritto che si può modificare qualunque intervento, se è necessario. Noi Italiani da questo punto di vista abbiamo il grande insegnamento della **COMMEDIA DELL'ARTE**. Non a caso chiamata, alle volte, commedia all'improvviso.
Anzi per essere più precisi la commedia all'improvviso è una specie di variante del canovaccio della commedia dell'Arte. Nonché lo stadio precedente a quello del testo scritto.

Anche Fo racconta un aneddoto sulla commedia dell'arte, che avevo sentito raccontare dal mio amico Andrea Camilleri quando insegnavo all'Accademia D'Arte Drammatica Silvio D'Amico, dove anche lui era docente (a quei tempi nessuno di noi sospettava o era a conoscenza della grande vena di scrittore che Andrea teneva rigorosamente nascosta).

Nel 500, a Venezia, un attore famoso di nome Cherea stava rappresentando una commedia, la *"Casina"* di Plauto, con scarso successo. La gente non rideva. E non c'è niente di peggio per una commedia di non divertire. Un fiasco! Una tristezza! Depressione...

Una sera Cherea entra in scena per recitare il prologo e viene importunato da una vespa che gli ronza attorno, la vespa poi s'appoggia a lui e addirittura gli entra nella manica della marsina. Cherea comincia ad agitarsi per liberarsi dalla pericolosa vespa.

Il pubblico ride, lui allora comincia a mimare il fastidio dato dalla vespa ogni tanto, durante la scena, e dopo di lui nelle altre scene lo fanno anche gli attori che salgono sul palco, quando è il loro turno. Diventa, insomma, quello che noi chiamiamo un "tormentone comico" che finisce per attraversare l'intera durata dello spettacolo. Il giorno dopo la commedia aveva cambiato titolo: non si chiamava più *"Casina"* ma *"La Commedia della Vespa"*. Ed era diventata un grande successo ... comico.
Ecco un'altra **REGOLA**: non smettere mai lo studio, l' osservazione diretta, pratica delle cose. E restare sempre legati al proprio tempo anche quando ci si occupa di cose del passato.
Io amo moltissimo il metodo dell'Actor's Studio e l'utilizzo, come stiamo vedendo anche per la TBM. Ma consiglio come piccola variante, che è anche un potenziamento, l'inserimento

di alcune tecniche della commedia dell'arte, che sono un patrimonio assolutamente Italiano. (Il mio collaboratore principale per questa tecnica si chiama Adriano Dossi).

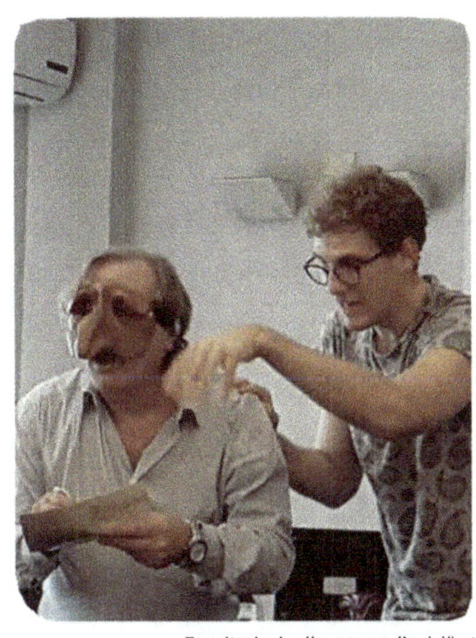 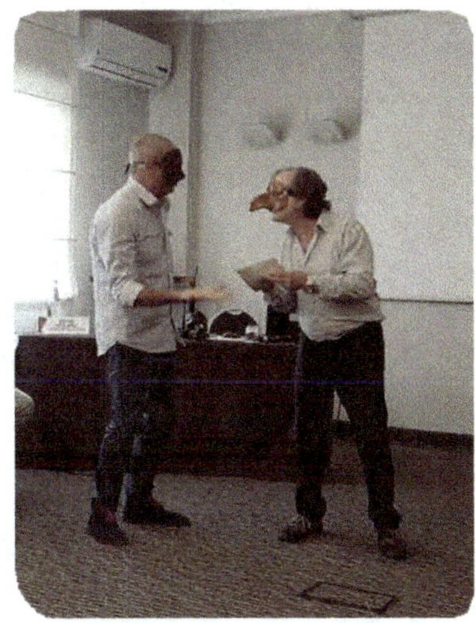

- Esercitazioni sulla commedia dell'arte con Adriano Rossi, F. Principe e R. Bulzomì

LA QUARTA PARETE.
(Come migliorare il rapporto Medico-Paziente).

Ogni tanto in questo libro cito la quarta parete.
Il teatro moderno è impostato sulla totale passività del pubblico. La sala teatrale con la struttura all'Italiana, col palco illuminato e la platea nel buio. La quarta parete è la parte aperta della scatola, quella chiusa solo dal sipario ed attraverso la quale si vede lo spettacolo. Quindi è una parete virtuale. Se la quarta parete non si spezza lo spettatore fa il guardone nel buio (di per se è negativo sempre?) e finisce per non partecipare al *RITO* della messinscena.

Tanti artisti ci hanno provato, anche Molière, per fare un nome, a migliorare questo rapporto spesso scendendo a recitare in platea, oppure avanzando il palco in mezzo al pubblico con delle passerelle per mantenere un maggior contatto con lo spettatore.
A proposito del commediografo francese, impegnato per tutta la vita in una polemica furibonda contro i medici, e contro la cattiva medicina, c'è da dire che poi ha raggiunto una verità assoluta proprio nella *MORTE*.

Una sera Molière entra in scena recitando nella parte del protagonista della sua commedia *"Il malato immaginario"*. Recita l'intera pièce, polemizzando contro i medici cialtroni che non lo ascoltano, che gli danno del malato immaginario, e poi, nel finale, si accascia, morendo realmente in scena. È incredibile questa morte di Molière in scena nei panni del suo malato a cui nessuno voleva credere, e proprio nel finale, in una identificazione assoluta tra personaggio ed interprete.

In Francia circola una storia che mi ha raccontato Catherine Denevue. Quella sera Molière recita la sua scena finale di morte in scena, e due attori dello spettacolo, dietro le quinte, mentre si chiude il sipario, pare abbiano commentato. *"Però stasera non mi è piaciuto per niente come è morto. Non ha funzionato, non era realistico"*. E invece Lui era morto realmente, quella sera!

Questo aneddoto, forse vero, forse no, aggiunge un altro tassello alla difficile convivenza tra realtà e finzione sulla scena e nella vita.

ALTRE TRE ESERCITAZIONI.

1. COME AGIAMO IN CHIAVE FISSA (IL MONTAGGIO)

Spesso si agisce in chiave fissa senza sapere niente della situazione che ci sta dietro, come abbiamo già visto, per cui è facile che si ingeneri l'equivoco, una falsa comunicazione.

Si dice che il medico ha già fatto la sua diagnosi appena la persona varca la soglia della stanza. Il tempo che viene dopo serve solo a fare una verifica. E se non si è attenti in questa fase si rischia di non inquadrare il problema principale. Si rischia di fare una valutazione parallela rispetto alla richiesta del paziente.

Questa è un'altra esercitazione di Dario Fo, molto divertente.
Si basa sul fatto che al cinema il montaggio può cambiare il senso a qualunque scena. E questa esercitazione simula un montaggio da film.

Bisogna mettere un pannello al centro del palco e posizionarlo in verticale rispetto al pubblico (o dello spazio in cui si lavora).

Si scelgono tre uomini e tre donne. I tre uomini devono fare in sequenza, tutti la stessa azione, radersi davanti ad una finestra (come in un famoso film di Hitchcock).

Quindi davanti ad una finestra virtuale (che s'affaccia sul pubblico) il prescelto deve compiere una serie di azioni: s'insapona, si ferisce al viso, si rade, appoggia la schiuma da barba sul lavandino, si sporge ogni tanto a guardare dalla finestra, si lava, si asciuga, lava i denti, torna ad osservare sempre più interessato, poi stupito, sgomento, o terrorizzato, o divertito. Ovviamente può avere tutte le reazioni che vengono in mente, e nell'ordine che si preferisce.

Poi si allontana, e ancora torna alla finestra questa volta con una tazza della colazione in mano. Con un cucchiaio prende del cibo o beve un cappuccino, continuando a non perdere di vista mai quello che vede fuori dalla finestra.

I tre che devono interpretare questa parte dopo la spiegazione vanno fuori dall'aula.
Ed allora comunico alle tre ragazze quale saranno le loro azioni.

La prima: Tu devi mimare una ragazza che si spoglia, si pettina, fa un vero e proprio striptease. Con garbo, di fronte al pubblico. C'è uno specchio nel quale ti ammiri, ti pavoneggi, ti palpi per sentire se sei soda.
Ti compiaci o ti preoccupi, se vedi un po' di cellulite.
Poi ti lavi, fai la doccia, ti asciughi.
Ad un certo punto ti rendi conto che sei osservata.
Ti sposti per un attimo, ti nascondi pudica, ma poi lusingata riprendi, fingendo di non esserti accorta del guardone.

La seconda: È in corso una lite con il tuo uomo. L'uomo è oltre la quinta, tu lo vedi ma il pubblico no, vai a insultarlo. Fingi di evitare qualcosa che ti ha lanciato, raccatti l'oggetto, fai per tirarglielo a tua volta. Lui ti schiaffeggia, ti aggredisce, ti mette le mani addosso. Reagisci, gli mordi una mano, piangi, fai per andare via. Lui ti trattiene, ti accarezza, tu lo scacci. Lui cerca di baciarti, prima fai la ritrosa poi acconsenti. Potrebbe finire con una riappacificazione.

La terza: È la scena di un film poliziesco. Sei una ladra di appartamento. Stai rubando in una camera da letto.

Infili la refurtiva in un sacco.
Prendi argenteria, stacchi quadri dalla parete, trovi dei gioielli. Ti sembra che qualcuno ti sta spiando da una finestra di fronte, ti sposti, senti la sirena della polizia. Fai per fuggire, torni indietro, sei in trappola. Tiri fuori un' arma, ti metti a sparare dalla finestra in proscenio, dall'esterno rispondono al fuoco. Vieni colpita, finisci a terra ... forse muori.

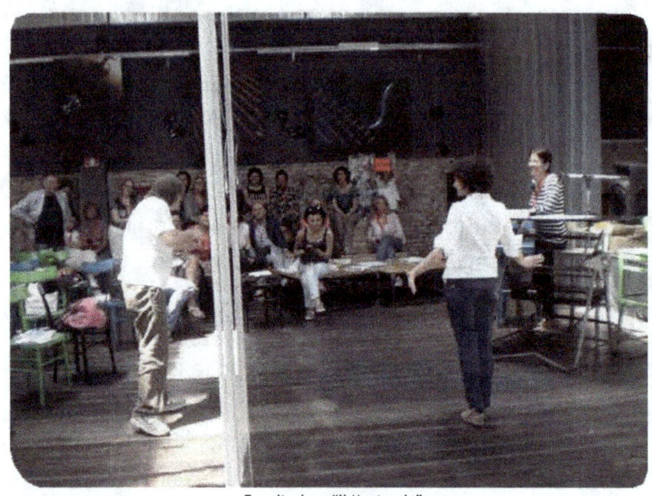

- Esercitazione "il Montaggio"

Finita la spiegazione alle ragazze si fanno rientrare gli uomini uno alla volta, e si rappresentano le tre scene. Gli uomini fanno tutti e tre le stesse azioni ma per noi che vediamo in parallelo le tre diverse che fanno le ragazze sembra tutto normale, tutto plausibile. Pare esattamente che i voyeur stanno guardando proprio quella scena e non un'altra! Interagendo psicologicamente a quello che sta succedendo di fronte a loro.

2. LAVORARE SU NOI STESSI (la risata, esercitazione).

Vedere come è una camminata abbattuta, come è una camminata fresca, come è una camminata che a poco a poco si spegne. Riuscendo a mimare ed imitare delle camminate calanti e cadenti uno non ne rimane più imprigionato ma riesce ad uscirne e così si può giocare ad essere le diverse parti dell'orchestra! Le camminate gioiose, quelle aperte, quelle chiuse, quelle arrabbiate, quelle tranquille, cosicchè se noi lavoriamo su noi stessi sull' emozione, sull'empatia ci sarà un riscontro maggiore su quello che succede davanti a delle noie o a delle problematiche che ci spingono a cambiare qualcosa.

Esempio: se io medico lavoro in un ambiente che è cupo, deprimente, stressato, devo capire che cosa succede dentro di me a livello emotivo e fisico restando in quel contesto.

Come riuscire a resistere alla tempesta nera senza essere devastato?
Allora si può, per esempio, iniziare a parlare di sguardo ma anche di respirazione.
Imparare a guardare dentro di se e decodificare le emozioni.
Bisogna conoscere la rabbia, la depressione, la paura, la tristezza. Escludendo un' analisi medica ma capire attraverso il corpo del paziente.
Questo è giocare con le emozioni.

Ripetere più volte l'esercizio già descritto. lo ripeto.
Stare in piedi braccia e gambe leggermente divaricate braccia dritte d'avanti a noi con palmi aperti. Inspirare (su) e respirare (giù). Quando si aprono le braccia, anche i polmoni si aprono. Fare questo esercizio per quattro volte.

Il corpo così facendo respira. Le mani con le braccia in giù si allontanano prima a destra poi a sinistra sembrano disegnare la coda di un cavallo. Destra e sinistra per tre volte poi le braccia si ritrovano al centro, tutto molto lentamente.

Alzare le braccia, prendere aria, abbassare le braccia ed emettere la vocale Aaaa spingendo con il diaframma, poi fermarsi buttando così fuori aria. Questa è la risata.
Respirare, imitare delle risate anche sguaiate, poi fermarsi così si può vedere come il corpo e la respirazione vanno insieme.

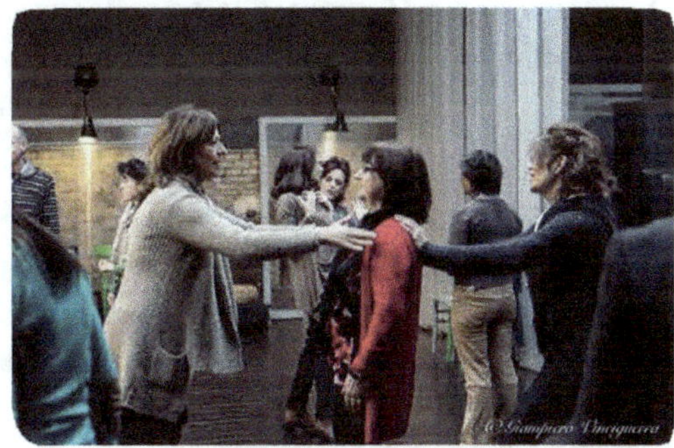

- Esercitazione noi e gli altri

3. LA COMPLIANCE.

Ma per concludere questo capitolo sul Metodo torniamo al training. Il training quindi inizia col lavoro che l'attore fa su se stesso. Prima deve essere capace di rilassarsi, di concentrarsi, di sentire e di avere esperienze intensamente. Invece il secondo stadio del training consiste nello sviluppo della capacità di eseguire azioni in modo autentico e logico.

A questo punto si recitano le tre scene. E possiamo riproporre l'esercizio già descritto... Divisi dal pannello i due protagonisti non si vedono tra di loro, ma il pubblico, di fronte guarda entrambi. Iniziano a recitare. I tre signori che si occupano della loro toletta mattutina compiono tutti la stessa azione, ma noi stiamo vedendo anche quello che il loro occhio dovrebbe vedere e quindi per noi il loro comportamento assume dei significati diversi a seconda dell'immagine speculare!!!

Contemporaneamente l'attore impara a rispondere e ad adeguarsi al suo partner non solo in modo meccanico, ma cercando effettivamente di convincere il partner, assicurandosi di essere chiaro.
Noi in termini medici chiamiamo questo la ricerca della COMPLIANCE.
Senza condivisione non c'è compliance.

Cos'è La compliance? È il grado di obbedienza-condivisione del paziente alle prescrizioni e ai trattamenti consigliati dal medico. Recentemente, si è aggiunto al termine di *"compliance"* quello di *"adherence"*, che implica uno sforzo volontario da parte del paziente, una sua partecipazione attiva al processo terapeutico.

Una delle teorie che ha cercato di spiegare la compliance e il grado di soddisfazione-insoddisfazione dei pazienti è quella della Korsch. L'autrice mostra come la soddisfazione per la visita medica sia collegata alle valutazioni relative a tre aspetti del comportamento affettivo del medico: essere amichevole, essere comprensivo ed essere dotato di abilità comunicative positive.

Se mancano questi tre elementi nell'interazione, i pazienti possono sentirsi insoddisfatti. Ley, assieme ai suoi collaboratori, ha affermato che, per una comunicazione efficace, il messaggio trasmesso deve essere compreso e ricordato.

Secondo questi studiosi, se i pazienti capiscono e ricordano ciò che viene detto loro, saranno più soddisfatti della visita medica e, di conseguenza, faranno ciò che il dottore ha loro prescritto. Come si realizza un miglioramento della compliance con esercizi TBM?

L'attore comincia a usare esercizi di imitazione degli animali per avvicinarsi al problema della caratterizzazione fisica. Ciò gli insegna ad isolare e a comprendere la creazione di un comportamento fisico diverso dal suo. Poi impara a scoprire le esperienze che stimolano le sue risposte emotive più vivide, e a ricrearle mediante il processo della memoria emotiva.

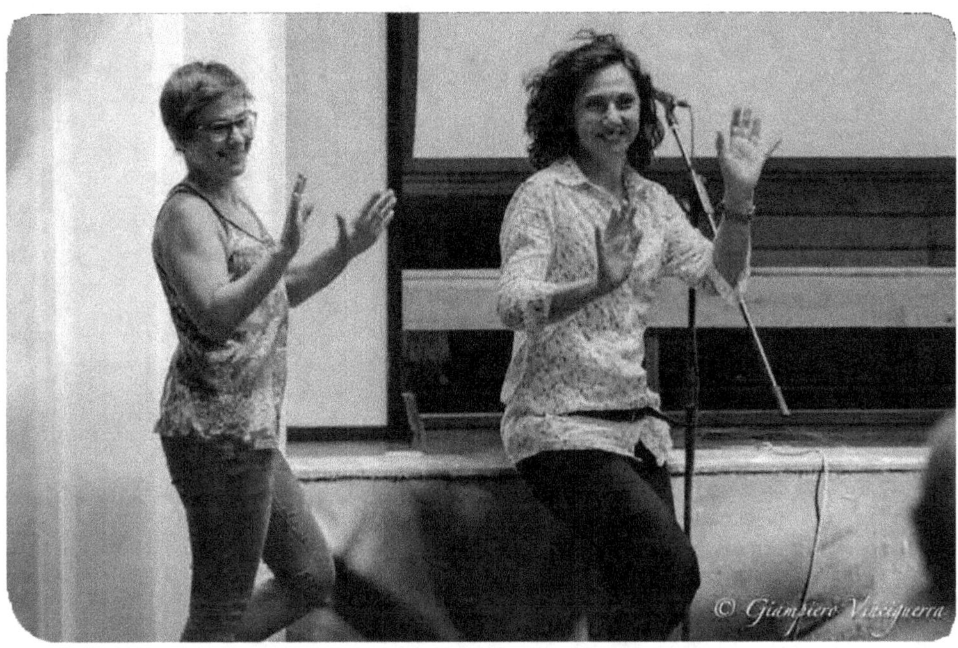

Per concludere questo capitolo ribadisco che per stabilire un buon rapporto interpersonale non vanno bene quei trucchi che ho sentito proporre. Tipo usare delle tecniche di accoglienza, impostare un contatto visivo, etc., perché usare delle tecniche senza averle metabolizzate con un "metodo" non porta a dei risultati. Si rischia di essere inappropriati, inopportuni, eccessivamente gentili, a tal punto che la persona finisce per preferire un medico (o un operatore sanitario) rude ma efficiente e, a modo suo, *"vero"*.

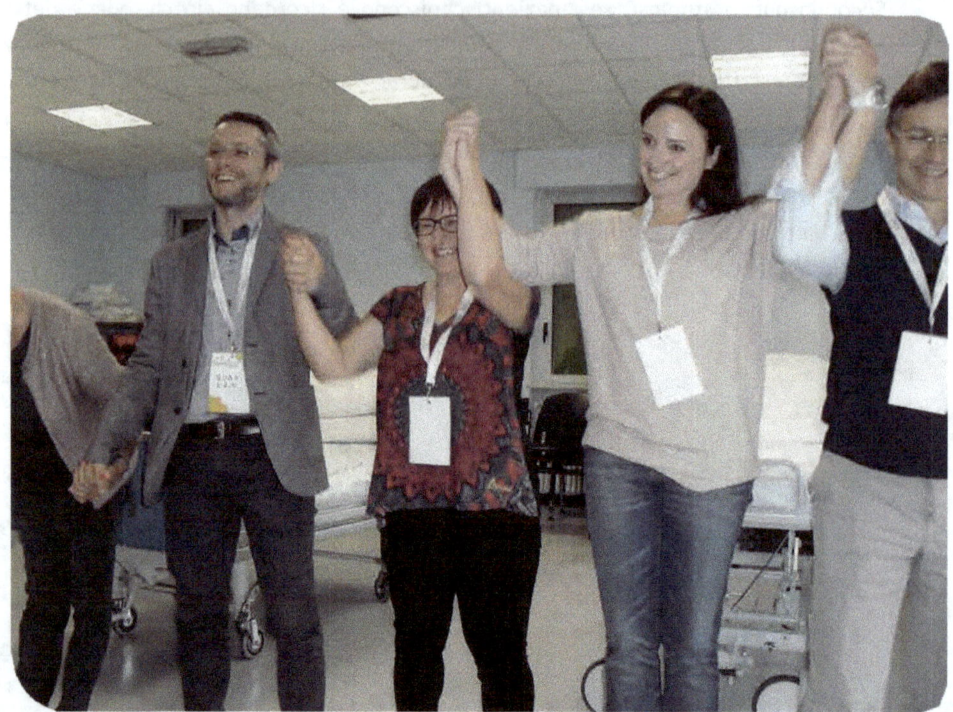

- La flne di un corso TBM a Cuneo

Capitolo 6

IMPROVVISAZIONE, TRAINING E BURN OUT

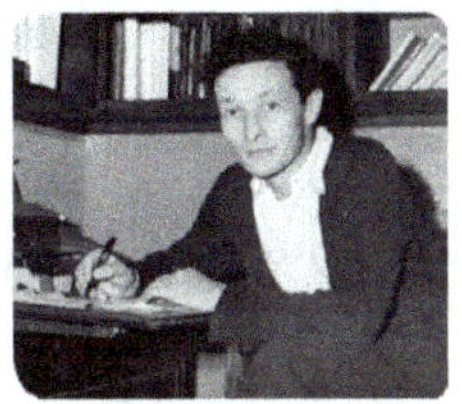

" Il Teatro è la prima medicina che l'uomo ha inventato per proteggersi dalla malattia e dall'angoscia. "

Jean Luis Barrault

Bisogna calmare il corpo, spegnere gli allarmi: usare i farmaci se serve, e molta *mindfulness,* la meditazione, che rinvigorisce le aree sagge del cervello mentre si presta attenzione al respiro che placa l'animo. Imprigionati nel passato non viviamo più con chi ci sta vicino, quindi dobbiamo ridare vita al corpo. E sono utili le arti marziali, lo yoga, la danza, il Teatro.

Barrault nel *"Langage du corps"* dice che il Teatro è una vera scienza: la scienza del comportamento degli esseri viventi, ed in particolar modo degli esseri umani. Questa scienza è di importanza fondamentale, la scienza dell'uomo per eccellenza, *"siamo lontani dall'idea che le persone hanno generalmente del teatro: un divertimento, un modo piacevole di digerire".*

Quindi si torna alla necessità di controllare il proprio strumento il corpo, e la fragilità delle emozioni davanti alla malattia. Da questo punto di vista un ulteriore aspetto che interessa la relazione M-P è la dimensione legata all'ANSIA. Sia il medico che il malato, malgrado le loro differenti personalità, hanno senz'altro un' esperienza dell'ansia.

Ma, nei confronti della malattia, si tratta ovviamente di due forme di ansia differenti. L'ansia del paziente è centrata sulla malattia stessa e su ogni realtà oggettiva che la riguarda, compreso il contesto sanitario. L'ansia del medico sorge dalla sfida clinica e da tutto ciò che vi è associato, come la relazione con il paziente e con la sua famiglia.

In Teatro per superare lo *"shock"*, l'ansia dell'andata in scena, o il nervosismo prima di una performance davanti al pubblico, cosa si deve fare? Sicuramente si sa cosa non si dovrebbe fare. Non bisogna mai ricorrere a pasticche, a whisky, alcolici, fumo, o altro, per ridurre la tensione. Ma è meglio farsi una bella sgambata, distrarsi, fare una sauna o una doccia, occuparsi di altre cose, e in ogni caso salire sul palco con l'idea fissa di volersi divertire per primi.

Tantissime sono le tecniche di rilassamento studiate. Vanno tutte bene, basta che funzionino allo scopo. Tra le tecniche varie usate dal regista e autore Bertold Brecht nel suo teatro di Berlino, addirittura c'era quella di far correre i suoi attori un 'ora dal teatro alla Alexanderplatz e ritorno, prima di andare in scena, per farli recitare poi col fiatone, stanchi, ma rilassati. Ma come deve fare un medico? Come ridurre lo stato d'ansia di medico e paziente?

TRE ESERCIZI DI IMPROVVISAZIONE TBM.

1. IL RE È NUDO. (L'ansia).

Ecco una improvvisazione TBM di Gallot Lavallèe sull'ansia e sullo stupore. Nella simulazione siamo in un teatro e più precisamente sopra un palcoscenico. Il sipario è chiuso ed i nostri attori sono tesi: è la prima del loro nuovo spettacolo, che emozione. Hanno tanto lavorato, ma qualche minuto prima dell'inizio la compagnia è presa da timori, da dubbi.

"È naturale- spiega il regista - c'è sempre un po' di emozione." In quel momento il tecnico del teatro, sbadato,apre il sipario senza accorgersi che un attore è entrato in scena cercando un paio d'occhiali. Il pubblico crede che lo spettacolo sta iniziando e ... parte un applauso.

L'attore si ferma stupito, per non dire altro! Bloccato, anzi, terrorizzato ... Spalanca gli occhi e non sa cosa fare, balbetta. Pare un gatto colto sul fatto .... Poi scappa via in modo ridicolo. Risata del pubblico!

Ogni partecipante allo stage deve vivere e riprodurre questo momento d'incapacità.

"Stare davanti gli altri senza sapere nulla ... stupiti, e accettare di farsi vedere come si è, naturalmente e senza difese, è una situazione piuttosto rara".

Non ci sono, dunque, *"dati inutili"* che il malato comunica al curante. Tutti gli elementi sono importanti per comprendere l'agenda del paziente. Perché, cosa succede quando l'attore affronta il pubblico?

A prescindere da ciò che l'attore è preparato a fare sulla scena, la verità è che si preoccupa più del pubblico che non di quello che dovrebbe fare. L'attore non ha una vita immaginaria dietro cui nascondersi. Non c'è niente che allontana la sua attenzione dal pubblico. Il semplice stare in piedi davanti al pubblico provoca varie reazioni.

E tra queste c'è un emozione difficile da definire, ed è quella che noi chiamiamo, e abbiamo chiamato, sia per il medico sia per il paziente, **ANSIA.**

Che fare quando il medico ci da la notizia che temevamo? Che succede, questa volta dal punto di vista del medico, quando deve dare una notizia estremamente spiacevole? Ci sbrighiamo e proviamo di chiudere in fretta il discorso...imbarazzo!

Questo gioco di ruolo dell'attore *"nudo"* davanti al sipario aperto ci fa rivivere in modo divertente una situazione piuttosto difficile. L'attore rivive un dramma ma nello stesso tempo lo sdrammatizza.... La risata del pubblico che si diverte assistendo alla fuga dell'attore mette completamente in altra luce il problema.

2. L'EMPATIA (esercizio)

Partire mani e braccia morbide in avanti, come per accarezzare l'aria dal basso verso l'alto.
Poi giù prendere l'aria con le mani, aprire le braccia in alto, riscendere e riprendere l'aria come fosse una rondine, aprire le braccia ed i palmi come una mezza luna. Portare le braccia a destra e poi a sinistra al centro finendo giù.

Senza parlare occupare il proprio spazio, gambe leggermente divaricate e respirare.
Successivamente in coppia si inizia a lavorare sull'Empatia; poi si vedrà che ognuno seguirà nella respirazione la sua strada e poi pian piano ci si ritrova.

Quindi si parlerà di Empatia e di non empatia, talvolta ci si perde e talvolta ci si ritrova. Più andiamo piano e più raccogliamo emozioni. Emozioni impercettibili che possono cambiare completamente il contatto tra te e le altre persone.

Esempio: Se abbiamo un paziente d'avanti e lo salutiamo stringendogli la mano *"ARRIVEDERCI"*. Ci sono tanti modi per farlo e questo va a cambiare completamente l'Empatia e quella che abbiamo chiamato la non empatia.

Ripetere più volte l'esercizio.
Dando delle intonazioni e di intenzioni diverse.
Dopo aver fatto questi movimenti, subentra la tranquillità. Non c'è più il senso morale di come va, che ne pensi di questa critica, auto giustificazione che ci portiamo sempre

appresso. Di colpo le finestre si aprono ed entra il sole nel gesto e nella presenza. Quindi siamo entrati così nell'empatia.

Ci sediamo e creiamo il pubblico.
Rallentando il gesto abbiamo notato che siamo stati subito attenti non tanto all'empatia, bensì al contrario sull'emotività che subito si disperde.

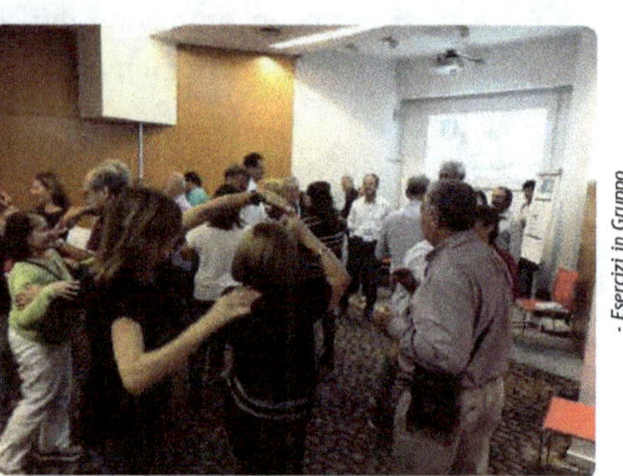

Non ho preteso di controllare l'emozione perché corro velocemente. non necessariamente siamo sicuri di poter afferrare al volo delle emozioni così ermetiche e selvatiche come la rabbia, il furore o l'amore.
Ciò che si può fare è essere attenti all'attenzione. Gli spazi si aprono.
Iniziamo un nuovo l'esercizio:

3. ESERCIZIO da fare in gruppi da tre.

Mettiamoci in gruppi da tre persone.
Facciamo finta di aprire la porta e vedere un paziente e proviamo a rapportarci, e stare attenti alla nostra respirazione.
Apriamo la porta, entriamo la richiudiamo ci piazziamo, il corpo così si rilassa.

Si inizia l'esercizio tutti e tre insieme uno accanto all'altro ma partendo da soli, poi si capirà e si sentirà che il movimento viene bene insieme e allora naturalmente ci sarà empatia. Non bisogna cercarla troppo perché viene da sola. L'Empatia, talvolta c'è e talvolta non c'è. Non possiamo forzarla, ma già saperla riconosce cambia tutto.

Ripetere l'esercizio più volte con tutti i gruppi composti da tre persone e sempre con il corpo verso il pubblico.

Poi si può cambiare l'ordine dei gesti, per capire il tipo di empatia fino a creare anche da mezze lune delle lune intere delle storie.
Empatia prima con noi stessi e poi con i nostri pazienti.

RILASSAMENTO

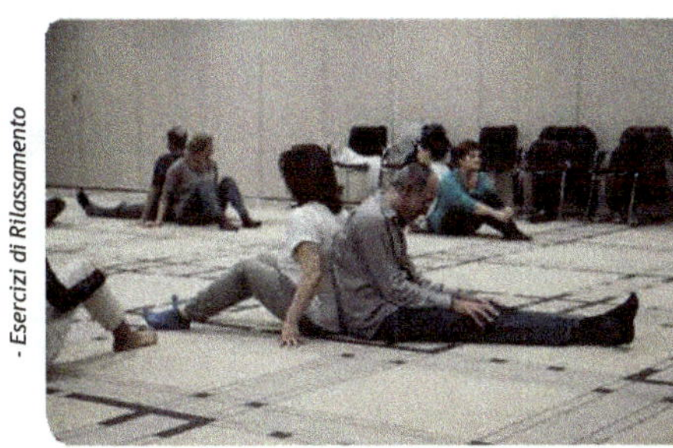

Il training serve per dare all'Attore il maggiore controllo possibile sulle sue facoltà. Per consentirgli una concentrazione tale che gli permetta di ricreare l'illusione della prima volta.

Si può usare l' improvvisazione mediata dalla commedia dell'arte o utilizzare altre decine di formule di **RILASSAMENTO**.

Per esempio si può emettere un suono vibrato costante senza sforzare il torace: tipo "*Ahhhhhhhhhhhhhhhhhhhhhhhhhh*".

Oppure ripetere degli "*Ah*", secchi, in sequenza.
Questa è la simulazione di un' emozione più forte.

In quale direzione vanno questi esercizi ? Verso la ricerca della libertà emotiva che è fondamentale: per trovare sinergia con lo spazio, per assaporare il senso di libertà. È importante lavorare sulle emozioni, ridere e piangere, esagerare con una gestualità eccessiva o al contrario ridotta, alternare l'apertura e la chiusura emotiva. Viaggiare attraverso un certo numero di sentimenti diversi: ira, furore, riso, pianto....

L'importante è realizzare l'esercitazione in modo divertente e ludica. Per essere presente a se stessi e non assenti all'altro – condizione necessaria per modificare lo stato di debolezza del paziente – un lavoro sulla presenza del medico è fondamentale.
Ma torniamo alla nostra Ansia.

Dalla relazione medico-paziente emergono sostanzialmente tre forme di ansia:
1) *L'ansia "confusionale", che subentra quando non c'è sufficiente comprensione o chiarezza a proposito di ciò che accade al paziente, al medico o alla relazione.*

2) *L'ansia "paranoide", che compare quando c'è la percezione di attacchi, esterni o interni ai due soggetti, reali o di fantasia che siano.*

3) *L'ansia "depressiva", che sopraggiunge quando entrambi i partecipanti divengono consapevoli che certe loro azioni hanno avuto un effetto negativo sull'equilibrio della relazione.*

Una delle tecniche a disposizione del medico per combattere gli effetti negativi dell'ansia è il *"contenimento"*. Si tratta di uno strumento terapeutico che permette al curante di controllare l'ansia psicologica presente in tutte le relazioni medico-paziente.

"Contenimento" è definita la capacità di mantenere e trattenere la propria e l'altrui ansia, divenendo consapevoli che certi aspetti emotivi di essa potrebbero portare ad azioni non elaborate. Certo, fa male lo **STRESS** (in particolare agli operatori delle patologie croniche).

Ovviamente le regole e le tecniche di supporto non sono assolute, ma ne ho visti a decine di attori caricati di alcool, perdere i ritmi, respirare con affanno, stonare e rallentare in modo preoccupante o accelerare senza logica l'interpretazione.

E poi alla fine auto compiacersi. *"Ero in gran forma"*. Un vero autore-attore è uno che vive in simbiosi con la scena restando sempre lucido e presente. Non bisogna cercare aiuti esterni per evitare *il burn out*, l'equilibrio va trovato in se stessi.

Una piccola divagazione: come si inventa una **IMPROVVISAZIONE**?
Per impostarla correttamente bisogna indicare l'argomento, poi inquadrare
lo spazio scenico in cui si svolge e – fondamentale- bisogna comprendere la situazione
e le relative chiavi.

ESERCITAZIONE, PIERROT.

Una pantomima anti ansia è quella del *"Pierrot Lunaire"* (ricordiamo ancora Barrault in *"Les enfant du paradis"*).

È una creazione nostalgica , ricorda un'epoca antica. Questa pantomima è come un battello che porta la persona a visitare i suoi paesaggi interiori: la luna splende in posizione obliqua rispetto al corpo. Il braccio la indica come se fosse una freccia. Il Teatro diventa il filo d'Arianna che fa venire alla luce le emozioni notturne. Guardare la propria tristezza e condividerla con gli altri non è forse un modo di diminuirne gli effetti?
Un modo per fare la propria scalata amorosa verso la luna.

Questo gioco teatrale non è psicologico ma fisico ed interpretativo.
Ed è condiviso con un pubblico, che si diverte, e alla fine della danza, del brano teatrale

o del canto, arriva lo scroscio di un 'applauso finale che fa prendere il volo, allontanandosi da noi, ai corvi della paura.

Tutto si semplifica, tutto sembra avere un senso.
Concludiamo la sessione di lavoro effettuando un viaggio a ritroso, e vediamo da dove siamo partiti: spesso parliamo velocemente senza nemmeno accorgercene. Altre volte invece troppo lentamente ! La consapevolezza è il punto di partenza! Questo stato di coscienza è stato il nostro *file rouge* e abbiamo viaggiato attraverso diversi mondi legati al silenzio.

> *"Ripetiamo esercizi già fatti.*
> *Ora possiamo raccontare una favola senza parlare, mimare un viaggio o ...*
> *semplicemente ascoltare un malato mandando nello stesso momento un messaggio*
> *profondo di empatia. Mimare ... quindi essere." (EGL). Il Pierrot -Barrault nel film citato*
> *prima, come vuole la sua arte sempre in silenzio, getta un unico grido quando scopre*
> *il tradimento d'amore di Colombina e quel grido inaspettato circondato dal silenzio*
> *parlante fa tremare, fa venire la pelle d'oca al pubblico.*

Ormai abbiamo chiaro che il problema nel nostro sistema educativo è quello della comunicazione, e noi proviamo con la **TBM** a colmare parte di questa lacuna con un training mirato.

L'ASCOLTO
IL RECITARE di RIMESSA ED IL RUOLO di APPOGGIO.

Adesso è il momento di occuparsi della capacità di ascolto.
La cornice: il luogo, gli attori e il testo, più la regia che renderà credibile o meno l'interpretazione, ed il pubblico che accoglierà si o no lo spettacolo. Precisando che il pubblico tutto sommato non è altro che il paziente stesso quando esce dalla visita. Si è sentito compreso, ascoltato?. È soddisfatto?

Nella comunicazione con la TBM finalmente si lavora su nuovi elementi: il respiro, lo sguardo, e, ancora più a fondo, su ciò che chiamiamo " *sensibilità*", un'entità ancora indefinita. Quindi precisando il nostro punto di vista parleremo – per usare una metafora - di una **MUSICALITÀ INTERNA**.
Quella musicalità che scorre tra i due attori. Cosa la compone? Quale scambio c'è tra

i due " *musicisti*"? È jazz, è funk, pop, e soprattutto che suono si genera mentre siamo solo alle prime battute? Emerge un continente, (la punta emersa dell'iceberg della comunicazione), una materia potremo dire, un' architettura fisiologica che caratterizza quell'incontro.

Si apre cosi un profondo lavoro sulla capacita mimetica del medico a centrare il ritmo del paziente stando attento nello stesso momento a ciò che succede dentro di lui.

LA MUSICA JAZZ E LA COMUNICAZIONE TBM

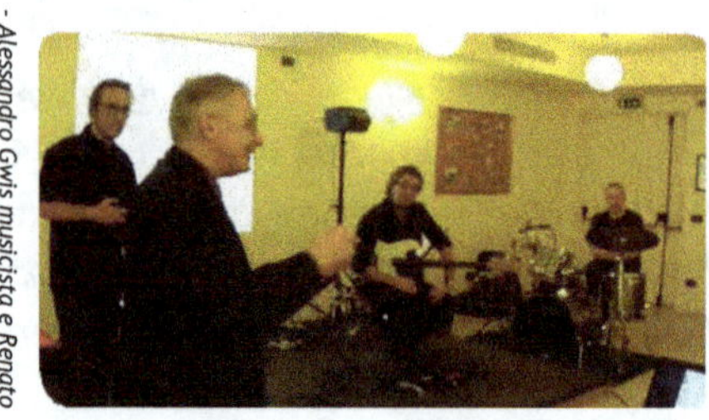

- Alessandro Gwis musicista e Renato

La musica è un tipo di linguaggio a fortissima capacità comunicativa: è un linguaggio non verbale, ma anche pre verbale e post verbale. Esiste La musicoterapia*, una tecnica che utilizza la musica come strumento terapeutico, ma nel caso della **TBM** la musica viene invece utilizzata come strumento per comprendere meglio le dinamiche della comunicazione.

Quindi quando parliamo di musica non vogliamo riferirci ad un insieme di suoni organizzati che si fondono in contesti armonici e melodici e che costituiscono la nostra esperienza percettiva complessa, sia quando ascoltiamo sia quando suoniamo. In questo ambito vogliamo riferirci piuttosto al suono nelle sue componenti elementari primordiali come segnale di contatto con l'altro, con l'esterno, con il mondo che ci circonda.

Nella relazione comunicazionale con l'altro non si può fare a meno di pensare ad un incontro tra suoni, fra timbri e tonalità, silenzi, diversi dai nostri. Si tratta di capire, intendersi, accordarsi, stabilire, a volte con difficoltà, una relazione. Già perché alla base di qualunque accettazione di terapia vi è una relazione.

La relazione terapeutica ha una sua musica, tante terapie, tante musiche diverse. A volte c'è accordo, a volte no. La tendenza potrebbe essere quella banalmente di suonare ognuno per proprio conto senza trovarsi mai, oppure di imporre la propria musica e favorire La fuga dell'altro. Deve suonare il paziente, bisogna saper ascoltare, ci potranno anche essere le parole ma alla fine si arriverà al momento in cui le parole mancano e potranno essere inutili.

Tre sono i punti che vogliamo analizzare parlando di Improvvisazione Jazz e Comunicazione.
1) Come è fatto un brano.
2) Come è composto un TRIO.
3) L'improvvisazione ed il dialogo tra gli strumenti.

Iniziamo da Come è fatto un brano: Alessandro Gwis (AG) il mio collaboratore, con i suoi colleghi comincia a suonare un brano, si chiama *"Foglie d'autunno (Autumn Leaves)"*, è stato composto da Cosma su di un testo di Prevert. È un famosissimo pezzo degli anni 40. Loro sono bravissimi. Applausi!

Se diamo un' occhiata allo spartito tutto il suonato sta in una paginetta. Ma l'esecuzione dei musicisti è durata 10 minuti!!!

Si, perché nel foglio ci sta la parte tematica, ed anche tutto il resto c'è, ma è nell'improvvisazione. Che poi è improvvisazione fino ad un certo punto. Infatti il brano (non solo questo ma tutti) si struttura in tre parti:
1) l'esposizione del tema
2) l'improvvisazione
3) il Ritorno al tema.

Quindi non si suona come in un divertente film di Checco Zalone lasciandosi andare al...casino. Ovviamente poi bisogna tener conto di altre cose, ritmo, melodia, intensità, gestione attenta del Tempo.
Vediamo allora Come è composto il **TRIO CHE SUONA**. Per identificare i ruoli si fa ricorso a delle metafore corporee o automobilistiche (Il motore, il volante, etc.) ma il succo è che la **BATTERIA** che sembra tenere solo il ritmo è in realtà lo scheletro, il telaio, le fondamenta su cui si sorregge il palazzo.

Zanivul diceva di scegliere con particolare attenzione il batterista, perché il batterista da il senso a tutta la musica. Se ho un batterista con un ritmo aggressivo tutta la musica sarà aggressiva. Se ho un batterista timido la musica avrà una componente emozionale timida. Se ho un batterista elegante la musica sarà elegante e così via! **SE IL BATTERISTA NON È COMUNICATIVO, CASCA TUTTO.**

Il ruolo del **BASSO** viene paragonato al ruolo del cuore. La luce che accende il meccanismo.

Il vigile, quello che dirige il traffico. In un famoso film, *"Around Midnight"* di Tavernier, lei-cantante, incontrando un suo ex 20 anni dopo, lo ringrazia per avergli insegnato durante la loro storia d'amore una cosa basilare, ascoltare il basso mentre canta.

IL PIANO è la voce. Il discorso principale, il verbale, che però ha bisogno degli altri elementi per rafforzarsi ed esprimersi al meglio. Si può fare una prova (e la facciamo) e far suonare gli strumenti uno alla volta. Che tristezza! La verità è che **NESSUNO È AUTOSUFFICIENTE E TUTTI SIAMO NECESSARI.** L'importante è il rispetto del ruolo,

L'ALLEANZA, nel gruppo musicale. Ma anche nel team medico, o nel team in genere, è la stessa cosa.

L'IMPROVVISAZIONE musicale è antica quanto l'uomo, è un' arte che può sembrare di nicchia ma è quella più usata in ogni tempo ed in ogni latitudine geografica. L'improvvisazione non viene insegnata è psicologica, relazionale, emozionale. I punti fondamentali sono:

L'ASCOLTO RECIPROCO e LA PAUSA.

Cioè nella pausa io ascolto e mi preparo a quello che sto per dire. La comunicazione non verbale assume delle carature di tipo diverso. Diventa meno importante la prossemica (in linea di massima si sta tutti dietro agli strumenti), non sembrano fondamentali i gesti , le espressioni facciali, la postura...avviene cioè quasi tutto su di un piano **SONORO** ed **EMOZIONALE.**

Quindi l'uso della pausa si utilizza per organizzare cosa dire dopo e per parlare senza sovrapporsi. Possiamo fare un esempio musicale di cosa succede quando si suona senza ascoltare. Viene fuori **UN CAOS MUSICALE.** Invece se lavoriamo insieme anche tenendo gi occhi chiusi : la frase, la pausa, frase successiva, etc ...

Vediamo un secondo aspetto. Quando si suona con dei musicisti che invece tengono troppo conto del *"rispetto senza creatività".* Ricordatevi che non basta saper ascoltare,

BISOGNA AD UN CERTO PUNTO SAPER PROPORRE, un atteggiamento troppo "passivo" alla lunga diventa altrettanto controproducente. Come in una cena tra estranei in cui dopo un, po' non si sa più che dire e si balbettano inutili, *"Beh", "insomma", comunque"...* sperando che qualcuno si inventi un argomento....

Terzo aspetto: **LA GESTIONE** dell'imprevisto. Gli imprevisti ci sono e spesso sono benedetti. Miles Davis diceva: *"Non esistono gli sbagli"*. Racconto un aneddoto, un suo musicista sbaglia completamente un accordo, si aspetta delle occhiatacce, e poi delle bastonate del boss, invece Davis non fa una piega, continua a suonare, gira il capo verso il musicista pasticcione e con un orecchio formidabile inizia a suonare sull'accordo sbagliato. Quindi ha fatto suonare bene un errore!

Altro punto è il rispetto reciproco. Il **PALCO** è per forza una zona di collaborazione, un momento di alleanza tra le persone. Se devono volare i coltelli avverrà in un altro momento ma non sulla scena. Sul palco si da tutto quello che si ha. Nell'improvvisazione si deve accordare fiducia, l'ostilità è sempre e comunque controproducente.

QUESTI PROBLEMI ESISTONO ESATTAMENTE NEI NOSTRI TEAM DI LAVORO medico. In particolare nella gestione dell'inaspettato. Dove c'è un tessuto emozionale e quindi in tutti i contesti. E bisogna sempre tener conto di chi **ABBIAMO DAVANTI** e/o accanto. Per esempio se capita di suonare con un incredibile artista del Senegal che però non sa neanche chi sono i Beatles (È avvenuto realmente, *"nice song"* dice ascoltando let it be, chi l'ha scritta? AG. risponde i Beatles e lui *"Who is Beatles?"*.) bisogna tenerne conto per comprendere cosa si può e cosa non si può fare. Sembra scontato ma non lo è, basta vedere i problemi di comunicazione etnica. Una serie di pause all'inizio del colloquio aiutano poi il dialogo!
L'ultimo aspetto: Si è liberi di suonare free? Certo, ma è necessario poi ritornare al **TEMA** nel finale. Non va dimenticato lo scopo. Il free jazz, non ha avuto un futuro, ormai è quasi scomparso. La comunicazione ed il rispetto dei tempi sono fondamentali.

SI IMPROVVISA ANCHE QUANDO NON SI IMPROVVISA e viceversa (mood). Ed insisto è importante anche La gestione dell'errore o dell'imprevisto in un gruppo di lavoro. Ricordarsi che il contrasto peggiora il dopo, e porta alla riduzione dell'emozionale e del creativo.
Per capirci **"QUELLO DI COCCIO"**, per usare un termine semi dialettale romano, porta l'altro a ritirarsi. Io dico che il verbale più l'emozionale musicale diventa un cocktail fortissimo. Supera il non verbale tradizionale, cambiano le carature. Si va in simbiosi. **PAROLE E MUSICA!** Ed arriviamo al top della comunicazione **EMOTIVA!** Io come paroliere ho scritto i testi di molte canzoni ed ho vinto anche un Premio della Critica al Festival di Sanremo ma nei corsi di **TBM** ospito, per questo argomento, un grandissimo paroliere e produttore Paolo Dossena, mio amico intimo, per parlare del Testo nelle canzoni!

ESERCITAZIONI: Avendo presenti in aula i musicisti (il mio esperto TBM per il rapporto con la musica è Alessandro Gwis). La prima esercitazione che faccio è una interazione tra musicisti e discenti. Il tema è la gestione dell'imprevisto. Normalmente il tema che scelgo è questo: Il direttore Generale di una importante Azienda Sanitaria in una plenaria chiede a tutti i lavoratori della medesima un ulteriore sforzo lavorativo (aumento delle performance anche numeriche) a costo zero e senza incremento del personale!
Uno dopo l'altro parlano le varie persone che ricoprono i vari ruoli (medico, infermiere, impiegati del cup, portieri amministrativi etc.). Alcuni saranno positivi, altri negativi. Mentre si esprimono in diretta col loro monologo teatrale i musicisti improvvisano traducendo in diretta le loro parole in musica.

Alla fine torna a parlare il Direttore Generale che concluderà la improvvisazione/esercitazione. Il risultato dell'esercitazione è strepitoso. Infine, in queste giornate dedicate alla musica come comunicazione, concludo con una mia performance musical-teatrale che si chiama *"Lontano nel tempo"* (dedicata a Luigi Tenco).

Plotino ed Ippocrate sottolineano la necessita dello spazio umano come sentiero da percorrere in due per l'adempimento positivo della cura.

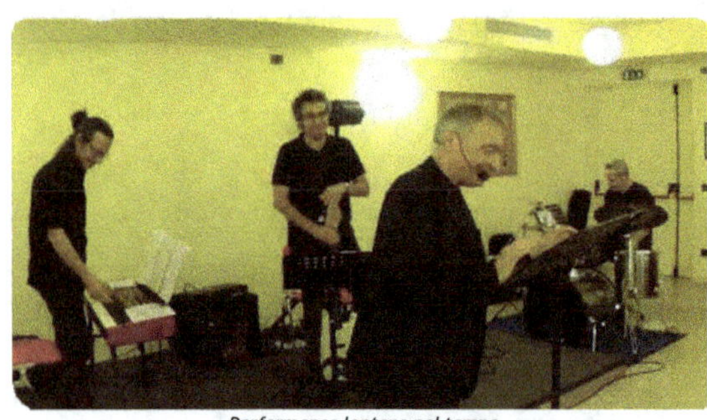
- Performance lontano nel tempo

L'arte terapeutica si afferma come comunicazione essenziale, interpretata da ambedue le parti. Gioco e interazione per centrare e capire dall'interno le modalità del rifiuto del paziente (quando il discorso si avvita su se stesso, si ripete, è vago.) Diventa un gioco triste, un'interazione da giocoliere pasticcione, da clown.

IL CLOWN !!!

Il clown, nella graduatoria delle scelte artistiche, occupa una posizione particolare, è infatti l'ultimo *"genere"* a cui un attore solitamente si avvicina.
Ma che cosa è il clown? Le sue origini sono senza dubbio circensi. La coppia comica è definita, tutto si muove seguendo una ritmica rigida, quasi matematica, i due poli sono l'Augusto (quello col naso rosso) e Monsieur Loyal, che noi chiamiamo il Bianco (per la faccia truccata di bianco).

Ma l'attualità del clown è profondamente diversa, nella sua evoluzione infatti si allontana dagli sketch della tradizione circense per addentrarsi verso una ricerca più profonda: la conoscenza della fragilità umana e la sua progressiva messa in scena, la scoperta dell'antieroe moderno che si nasconde dietro ogni fallimento del numero presentato.

Il microcosmo dell'individuo si dilata e diviene dramma epico, e così le ingenuità, le debolezze, le fissazioni, i deliri delle diverse personalità saranno in perfetta risonanza con il pubblico. È una strana coppia così come lo sono un medico ed un paziente. Il Pazienteè l'**AUGUSTO**, il Medico è il **BIANCO**, l'emotività contro la razionalità. La semplicità contro l'impostazione .... una strana coppia costretta all'interazione!!!

LA VITA è una **TRAGEDIA** (quando si porta la maschera del clown). Il naso rosso del clown Augusto è la maschera più piccola che esiste. Il suo uso è fondamentale perché permette all'attore di delineare la "silhouette" del suo personaggio comico e soprattutto rivelarne la fragilità. Portare la maschera del clown è scoprirsi ridicolo.

Ed ecco frantumarsi la propria maschera, quella che ognuno si porta appresso tutti i giorni. Così appicccicata al viso che quando ti guardi allo specchio non te ne accorgi neanche, ma è così anche quando ti scopri malato, e ti senti fuor di luogo, fuori ruolo. EGL nel suo libro *"Clown Celeste"* ci racconta una esperienza negativa. Va a vedere uno spettacolo. Due attori ci presentano un numero chiamato *"Eden"*. Loro sono Adamo ed Eva che arrivano in macchina in Paradiso. I due clown scendono dalla macchina e fanno delle smorfie comiche, delle capriole, dei gorgheggi. Emettono gridi di estasi e gesticolano. Più si agitano più si intristisce il pubblico.

O il pubblico non capisce niente o c'è un problema. In realtà c'è un problema: l'Eden è spento, manca una luce, quella dentro l'anima degli attori barricati dietro sorrisi forzati, non sono credibili neanche a se stessi.

"Guarda il fiume!" dice Lui esagerando l'entusiasmo, e noi non ci crediamo, vediamo solo la moquette della palestra, sospirando (non scatta la magia).

Quale fiume? Dopo dieci minuti d'improvvisazioni stremanti si fermano spossati. Ci guardano sfiniti, abbattuti. È là che inizia la scoperta la resurrezione del clown, dalla sconfitta.

Quando tutti i tentativi per sopravvivere saranno stati stipati nella grande lavatrice del gioco, ed ogni gesto sarà stato stritolato, strangolato, schiaffeggiato sulla pelle del tamburo del circo, per poi essere steso ed asciugato sotto il sole dell'innocenza (da recuperare).

Tutto tornerà perfetto *"Quando tutti i muri di Berlino saranno stati costruiti tra sé e gli altri - per crollare un attimo dopo. Il sogno dei muri è di essere abbattuti!*
-

Quando l'attore sarà fuggito lontano da se stesso, tallonato dai lupi della paura in una lunga corsa accecante per evitare d'incontrare il proprio disastro...
Quando non ci sarà più niente da fare, perché tutto sarà stato provato...
Quando l'attore si sarà guardato allo specchio e non vedrà più nessuno, perché le sue molecole mentali saranno tornate al di là del fuoco originale... Quando avrà depositato sul tavolo dei suoi dubbi trucchi e magie, allora scivoleranno a terra la grande piramide e le antiche certezze, che facevano dire *"Io penso che"*, e morirà il teatro barocco professorale dalle nobili apparenze.

In modo lamentevole, ridicolo, sarà il primo big bang, il fracasso, la nascita comica dell'essere umano, fragile come una farfalla, perché la vita non ama i punti.
"Punto a capo."

La conoscenza del teatro si basa sulla conoscenza dei teatri interiori.
La tragedia, i buffoni, la commedia, sono tanti raggi di uno stesso sole invisibile che formano il cuore stesso dell'individuo. La rappresentazione rivela delle strutture incredibili, ancora non apprese, delle Atlantidi che appartengono all'attore e di cui lui stesso si stupirà quando le creerà sul palco.

Quando il gesto è perfetto, all'unisono con lo sguardo del pubblico, ognuno ha il sentimento di essere lui stesso l'artista. Ed è vero. Perché l'artista scompare. Le sue molecole dilatate in miriadi di piccole mongolfiere blu si mischiano con quelle del pubblico.

Lui stesso è sul palco. Chi guarda chi? E quando lo spettacolo sarà finito, di fronte agli applausi del pubblico, l'attore sentirà di essersi liberato, trovato, perso, e infine ritrovato, come tutti diverso. Incredibilmente, semplicemente. Un attimo sarà uscito dalla ronda infernale di tutti i giorni, dalla sua farsa, dalla sua tragedia, un attimo per sempre. Questa è vera Comunicazione!

> *"Perché fare teatro significa de-teatralizzarsi, uscire dai sipari, dai copioni e dagli eroi che interpretiamo tutti i giorni e di cui siamo pubblico nello stesso istante. Uscire per trovare l'altra dimensione. Quella che Artaud non ha mai trovato perché non va cercata negli inferi, ma nell'aria. Volare, volare come un clown celeste." (EGL).*

Certo la storia appena raccontata ci spiazza perchè quando parliamo dei clown, soprattutto ormai nel Mondo occidentale,, si pensa al terrificante clown MacDonald : scarpe grosse, sorrisi beati ed hamburger negli occhi.
Sovrappeso ed insulino resistenza. **PATOLOGIA!!!!!**
Invece il Bianco e l'Augusto sono come il Medico ed il Paziente: una strana coppia che non ha niente a che fare col clown invadente, finto, pericoloso e fumettistico di MacDonald.

Il lavoro sul clown è lo studio dell'anima umana, il ritorno alla luce. Ecco perché questo studio è cosi affascinante e paradossalmente impossibile. Non s'insegna al sole l'arte di brillare, lo si guarda e basta così come si può ammirare l'anima umana ridere e danzare la danza del clown.

Ciò che si può fare invece, è diladare la foschìa, le nuvole che impediscono di vedere il sole. I nostri atteggiamenti quotidiani ricoprono fino a soffocare lo stupore, la meraviglia. Il clown é il ritorno all'origine, al meravigliarsi. Basta togliere le tappezzerie vecchie delle nostre certezze. Appare allora la fragilità, l'essere perso.

Ciò che è pericoloso nella vita, diventa nutrimento indispensabile per il clown: esso si nutre di debolezze. L'arte dello stupore è la sua essenza".

Da qui, un personaggio che si copre di colori, si veste, si traveste, prende forma adulta, diventa clown, il tempo di un numero. Poi andrà bruciato per lasciare all'attore la possibilità di tornare di nuovo alla sorgente della sua ricerca: l'anima danzante.

La parte essenziale del lavoro consisterà quindi nel " liberare la gabbia", togliendosi di dosso i vecchi costumi, in qualche modo rinascere, ma riguarderà anche l'eterna diatriba circense tra Mr Loyal-il Bianco e l'Augusto, dalle entrate clownesche (annuncio del numero alla sua realizzazione, il fallimento e l'uscita del clown) fino ai pagliacci teatrali, con i quali si entrerà a contatto con la conoscenza della fragilità umana e la sua progressiva messa in scena, fino alla scoperta dell'antieroe moderno che si nasconde dietro ogni fallimento del numero presentato.

> *"Attraverso le improvvisazioni - conclude Lavallée - si metteranno in evidenza le ingenuità, le debolezze, le fissazioni, i deliri delle diverse personalità che andranno successivamente definite e messe in risonanza con il pubblico: la ricerca del proprio clown, il costume, il rapporto tra clown e pubblico, le entrate solitarie, il parlato, il rapporto con gli oggetti, la costruzione di frasi umoristiche, il rapporto di potere capo-sottocapo".*

Il Pierrot di Debureau (grande attore francese dell'800) preannuncia in qualche modo il clown Bianco, quello spesso vestito di bianco e con la faccia infarinata.

Nel mondo del circo c'è una gerarchia fissa dei ruoli in cui ciascuno ricopre una parte e non invade quella degli altri.

I clown si dividono in Bianco e Augusto (per me metafora di Medico e Paziente come ho già detto).

Bianco, esercita il proprio potere sugli Augusti, ma a sua volta è soggetto al Direttore. Il quale pur essendo un clown, spesso interviene nel numero condizionandolo con la sua presenza.

Il bianco è un isolato che mette in scena la propria angoscia e la propria solitudine vessando gli augusti, i quali – pur accettando l'ordine prestabilito – usano l'arma dell'ironia nei suoi confronti.

Il bianco è spesso un clown musicista e questa prerogativa lo fa sentire ancora più superiore.

Ma il gioco di vittorie sconfitte che si insinua tra i clown non fa che accentuare la solitudine del bianco (come la solitudine del medico) accentrando sugli augusti sconfitti le simpatie del pubblico.

Il bianco ha un bellissimo costume candido (il camice) e nei suoi gesti non vi è l'enfasi che compare negli augusti.

Sopra il bianco sta il direttore di pista, che non è truccato da clown, ma è solitamente vestito da cavallerizzo, il frustino che continuamente tormenta tra le mani simboleggia e accentua il potere che, come vuole, esercita sulle altre figure del circo (sanità).

Tra queste tre figure fondamentali non c'è comunicazione se non all'interno dei ruoli stabiliti.

Quali sono le caratteristiche del numero?

 La disinvoltura, la semplicità, la sensazione continua di fallimento.

Nel fare il numero bisogna essere se stessi, ritrovare la propria solitudine, la propria comicità, la propria angoscia.

Il clown ha di fronte a se o il successo o la disperazione, le scadenze della vita lo opprimono, il pubblico può anche fischiarlo.

L'accettazione del fallimento o della vita è la molla della comicità del clown.

Ora vi spiego come creare un numero che si divide in quattro fasi:

l'entrata.

la presentazione.

lo svolgimento.

la conclusione.

L'entrata è con i modo soliti della parata. Il clown fa il giro della pista a modo di presentazione, introducendo il rapporto.

La presentazione è indispensabile, per creare intorno all'esibizione un po' di attesa, per portare il pubblico alla tensione, e per ottenere poi a contrasto l'effetto comico. (Numero pericoloso e poi è uno che passa sotto le gambe dell'altro).

Ovviamente si tratta di canovaccio con qualunque possibile evoluzione.

Ma è sempre importante restare se stessi e mettersi continuamente in gioco rischiando l'insuccesso.

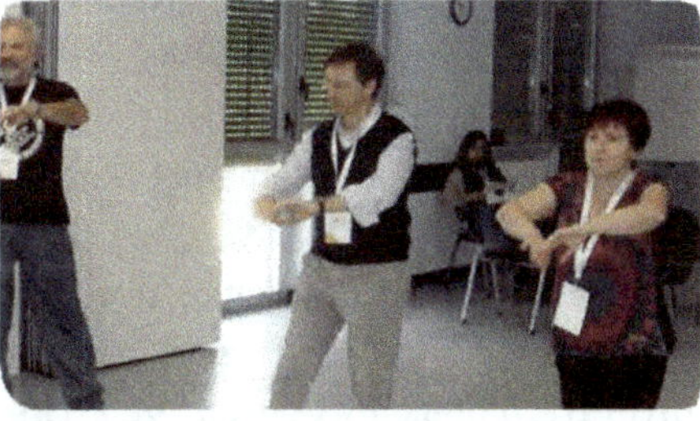

- Un corso in Piemonte

ESERCITAZIONI in gruppi:

1 ESERCIZIO

Su 5 sedie in successione si deve fare la risata, il pianto, il vomito, lo starnuto, la tosse, la seduzione.

A turno si cambia sedia e si deve fare con il solo volto ....

Risata, il primo sorride, il secondo, risata soffocata, il terzo ride apertamente, il quarto smodato, il quinto da perdere il fiato.

Migliora il gestuale della comunicazione.

2 Altro ESERCIZIO in gruppi da cinque.

Un gruppo formato da 5 persone che camminano insieme in fila uno accanto all'altro.
Da destra a sinistra e da sinistra a destra. Successivamente anche da soli.
Le camminate dovranno essere *"abbattute"*, *"contente"*, *"autoritarie"*, *"arrabbiate"*, *"contente con risata"*, *"depresse"*, *" infastidite"*, *" frettolose"*, *" "pensierose"*, *"divertenti"* ; grazie a questo esercizio si può vedere che il corpo va nel suo camminare e camminando bisogna interpretare le emozioni.

Poi due persone insieme che discutono di lavoro e una persona da sola che borbotta.
Tutto questo da destra ci si ferma e poi verso sinistra.
Posso essere in empatia con la rabbia, ovvero tutti e due dovete provare cose diverse.
Noi siamo arrabbiati ma insieme sulla rabbia ed ecco che troviamo comunque l'empatia.
Interpreto la rabbia e sono distaccato dalle emozioni.
I corpi vanno avanti o indietro, ossia si chiudono e si aprono.
Il movimento accelera il sudore.

3 ESERCIZIO. Vedendo un film.

Tre persone si siedono in fila uno accanto all'altro e fanno finta di sedersi a vedere un film.
Il film sarà prima un Cult Intellettuale, poi un Horror e alla fine un Comico. Questo è un piccolo viaggio attraverso le emozioni.
I protagonisti fanno capire al pubblico il tema del film che stanno vedendo attraverso le emozioni e lo sguardo.
Come prima cosa bisogna guardare lo schermo, stare fermi per tre secondi ed iniziare l'esercizio. Il film cambia e cambiano sia l'emozioni che la gestualità. Questo usando occhi, spalle e gambe.. Tutti i tre protagonisti devono guardare e captare il cambiamento del film che vede il compagno accanto cosicchè si possa guardare lo stesso film; creando così l'Empatia.

Per capire ed avere più empatia bisogna accentuare un gesto. Che può essere una risata, un movimento di un braccio, un accavallamento di gambe, uno scatto, un sussulto.
Il bello è il passaggio fisico ed emotivo.

Infine concludere con la THE END del film (facendo capire che siamo ai titoli di coda) poi alzarsi e uscire di scena.
La paura è veloce.

Molti quando finiscono di vedere un film... corrono via dalla scena. Ma non va bene così.
A fine esercizio ci si deve fermare un attimo e poi andare.
Noi siamo bloccati dalle emozioni e questo esercizio serve per sciogliersi e vivere le proprie emozioni, e riuscire a condividerle.

LE EMOZIONI

Sempre lui, il mio amico **EGL**, ha messo una musica di Bach (a proposito lo sapevate che Bach è morto per complicazioni da diabete, così come Haendel e Puccini?) ed i partecipanti si muovono nella sala come fossero dei pesci in un acquario:

" Nessuno tocchi nessuno! Niente incidenti mi raccomando!"

Ridono e sono attenti tutti, non solo ai movimenti loro ma anche alla presenza degli altri.
Di solito nella vita quotidiana guardiamo solamente ciò che facciamo. Per ora impariamo ad avere uno sguardo circolare:

"diamo attenzione ai nostri movimenti certo, ma integriamo nella composizione gestuale collettiva."

Si genera dunque un' armonia di gruppo.

"Non sarebbe qualche cosa così che dovremmo ricreare mentre lavoriamo con i pazienti? - si ride -Non è cosi semplice". " È vero trovare l'armonia non è evidente. Sentire però che i corpi dei pazienti a volte sono disarmonici riduce di per se quella disarmonia, non trovate?".

Per ora abbiamo allargato il nostro sguardo e dato importanza a ciò che si muoveva dentro di noi e fuori di noi. Non è poco", conclude il relatore.
Qualche pagina fa ho accennato alla musicoterapia. Alla fine del 2019 ho fatto uscire con l'etichetta CNI un mio disco di musica Barocca come Musicoterapia, dal titolo BAROQUE MUSIC HEALTH. Sono partito da una ricerca filologica. Avevo scoperto che nel mio Ospedale, il S. Spirito di Roma, l'ospedale dei Papi, dalla fine del 500 fino all'inizio del 700 incredibilmente un organo suonava nelle corsie per alleviare le sofferenze dei malati, che un flautista suonava in sala parto e dove si allattavano i bambini, un suonatore di mandola si esibiva nelle sale d'attesa...Ho recuperato quelle musiche, le ho arrangiate

in modo più moderno ed ho pubblicato il Disco. Lo consiglio per le sale d'attesa dei Medici!!!!

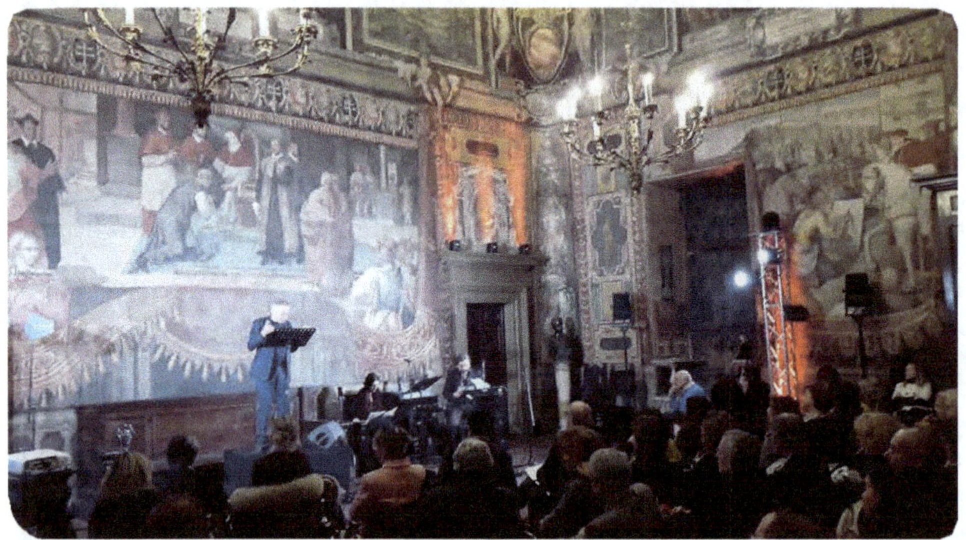
- *Baroque Music Health, un'evento all'ospedale S. Spirito di Roma*

LO STUPORE

"Ci capita nella vita di essere stupiti ... di non saper cosa fare. A volte un medico prima di parlare con un paziente ha necessità di fermarsi di fronte a lui senza dire niente. Per fare cosa? Nulla di particolare per guardare ... La Cartella è una cosa, la persona, un'altra. Ci viene richiesto di dare immediatamente la risposta giusta. Ma è corretto? Non sarebbe interessante importante anzi) giocare – se posso dire – a fermarsi un attimo prima di parlare, prima di dire ciò che andrà detto ... Senza voler sapere cosa dire: fermare il tempo. Ci sarà sempre un tempo "dopo" per parlare della malattia e spiegare ciò che va e ciò che non va. Che cosa succede "prima" di aprire bocca? Fermarsi un attimo è fondamentale, prima della restituzione delle informazioni. Stare davanti a qualcuno senza parlare. Respirare. Stare con sè prima ancora di mettersi al servizio dell'altro ... prima di condividere. Non corriamo troppo verso la fine della visita?"

La restituzione delle informazioni è caratterizzata da un flusso comunicativo che va dal medico al paziente. Compito del medico è quello di facilitare la comprensione e la memorizzazione delle informazioni da parte del malato.

FINE della **VISITA** Questo momento del colloquio, infatti, serve a costruire un terreno comune di informazioni condivise. Se pensiamo alle interpretazioni e alle idee del paziente nei confronti della malattia, è chiaro che riproporre con parole diverse l'informazione comunicata dal soggetto può evitare al medico inutili fraintendimenti. Inoltre, approfondire argomenti che sono apparsi molto cari al paziente aumenta l'effetto relazionale tra i due.

L'ultima fase che interessa analizzare è quella della verifica circa il modo in cui il paziente ha recepito le informazioni sulle sue condizioni di salute. È bene, a tal proposito, riassumere al paziente la sua situazione clinica con tono amichevole e partecipativo. Nel momento finale della visita, il medico può ricapitolare in modo schematico prescrizioni e consigli ed accertarsi della comprensione di questi con alcune brevi domande.

Il medico non deve temere di essere ridondante; sembra infatti che un'accurata spiegazione della sintomatologia, con aspetti legati al vissuto del paziente, aumenti il grado di soddisfazione del malato, nonché la compliance.

Una tecnica frequentemente utilizzata nella fase finale è quella delle categorizzazioni. Queste sono frasi che anticipano la categoria all'interno della quale si colloca ciò che si sta per fare.

Ad esempio, usare una frase come: *"Prima di salutarci le scrivo uno schema della terapia ..."*, serve a comunicare esplicitamente che ci si trova nella categoria *"fine della visita"*. In questo modo, il malato viene informato che il tempo a sua disposizione sta per concludersi. Le categorizzazioni permettono al paziente di comprendere meglio le varie fasi del colloquio clinico e riducono il rischio del fenomeno *"by the way"*, che in italiano potremmo tradurre con la frase *"dottore, dimenticavo ..."*.

Con tale esclamazione, il paziente introduce, a visita ormai conclusa, un nuovo sintomo che costringe il medico a raccogliere ulteriori informazioni e a rielaborare la sua diagnosi. Sempre nell'ultima fase del colloquio, il medico può utilizzare brevi domande, quali, ad esempio, *"È tutto chiaro?"* o *"Ci sono dubbi?"*, per capire meglio il livello di comprensione del malato, ed integrare eventualmente la propria spiegazione.

Possiamo chiudere ricordando, naturalmente, che ci stiamo occupando di uno scambio comunicativo, influenzato da entrambi i soggetti. Essi mettono in gioco il loro vissuto, i loro atteggiamenti, le loro emozioni, i loro stili di vita. Nessuna tecnica e nessuna strategia potrà, dunque, prevedere l'andamento dell'incontro. Con l'aiuto di strumenti di tecnica comunicativa, il medico può solo tentare di migliorare il corso della visita e realizzare uno scambio autentico col paziente.

NO AI FLMATI DI REPERTORIO.

Io nella **TBM** non utilizzo moltissimo i filmati di repertorio, quasi sempre tratti da film, come ho visto fare a praticamente a tutti quelli che si occupano di comunicazione in Medicina (e non solo). Perché in fondo vengono utilizzati per emozionare la platea in maniera *"mediata"*, e questo è ovviamente il contrario di quello che io provo ad insegnare ... cioè la comunicazione diretta!

Ma ci terrei a condividere una mia osservazione. Un film che viene sempre proposto è *"Patch Adams".* Il dottore splendido ed empatico interpretato da Robin Williams. Io di una cosa sono convinto anche se nessuno me l'ha detto apertamente. Da quando Williams è scomparso nel modo che sappiamo, io credo che il film emozioni di MENO in quelle scene strepitose!

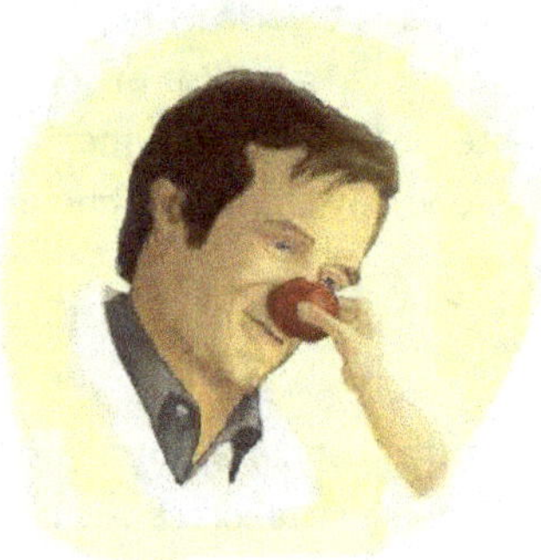

Come si fa a non pensare al *"tradimento"* del personaggio da parte del suo creatore? Vedendolo oggi quello che fa e che dice ci sembra meno vero, l'attore torna ad essere solo attore ai nostri occhi e finisce quella magia simbiotica che ci ha fatto credere in LUI. Lo spettatore del film è come un paziente: ha bisogno di credere in quello che vede, la finzione sa che c'è, ma non ci deve pensare ... per merito del **MAGIC IF.**

C'era un mio amico che si chiamava Enzo Iannacci, negli ultimi periodi della sua vita era amareggiato perché riteneva di non essere stato accettato come medico ma solo come artista, visto che come me si era diviso nelle due professioni. Mi chiedeva io come avessi fatto! Gli rispondevo che mentre guardavano me i miei pazienti non pensavano "Vengo anch'io, no tu no.", le parole della sua canzone più famosa.

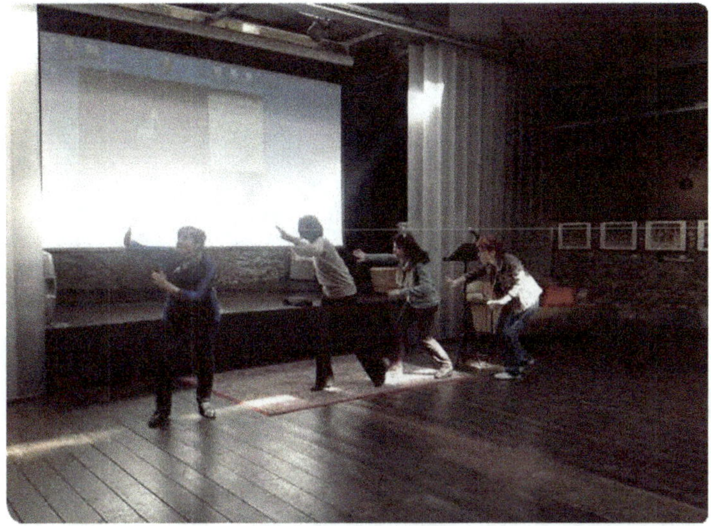

- *Esercitazione: La grotta magica*

Vi ricordo di ascoltare ed usare nei training un QR allegato a questo volume con dei brani musicali composti da me nel corso degli anni.

Capitolo 7

LA COMUNICAZIONE MULTIETNICA

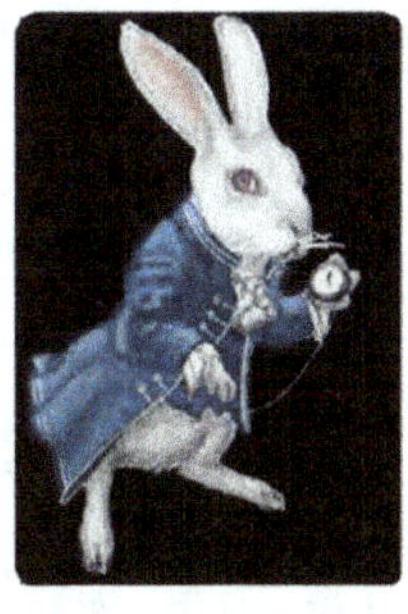

"Allora dovresti dire cosa vuoi dire" continuò il coniglio.
"Va bene" rispose Alice con disappunto.
"Alla fine – alla fine voglio dire quello che dico-
è uguale no?"
"Non è uguale per niente se parli un'altra lingua",
disse il Cappellaio.

L. Carroll

ETNIE

IL CORPO non è solo un organismo biologico, ma una complessa costruzione culturale. Nel mondo di oggi le continue, rapide ed incessanti migrazioni hanno messo in luce la necessità di interessarsi in modo diverso della comunicazione in campo medico legata alle etnie.

Provenienti da gruppi etnici molto diversi i migranti hanno portato con se le loro particolari concezioni del corpo e della malattia.
Affinare le capacità di ascolto e la sensibilità interculturale è un buon modo per ampliare l'efficacia della cura.

Intanto va detto che la malattia non diventa culturale nel momento in cui è categorizzata all'insegna di una qualche tradizione medica, ma è già culturale in quanto esperienza vissuta secondo determinati processi di plasmazione simbolica della persona.

Cultura e Percezione del corpo sono strettamente legate e collegate. Il modo di concepire il proprio corpo, è condizionato dalle diverse prospettive culturali. Conoscere il codice di un modo di intendere il rapporto corpo-cura permette sicuramente di impostare il rapporto medico- paziente in modo più corretto, ricordando che la comunicazione tra persone di diversa cultura non è mai un incontro tra individui *"neutri"*.
Veniamo a fare degli esempi. Partiamo dal non verbale, e quindi dalla prossemica. Consideriamo la distanza di 45/60 cm, quella dell'intimità. In area mediterranea la distanza della sfera di intimità è il braccio teso, si allontana nel nord Europa, si riduce nel mediterraneo arabo dove ci si può anche toccare.

Nel suk sempre affollato, i confini dell'individuo tendono quasi a disperdersi nel gruppo; al Nord la distanza si raddoppia, ed anche in America.

Si riduce nuovamente in Giappone dove anche lo spazio personale vitale è molto ridotto. Ed ora vediamo la gestualità. Il linguaggio delle mani è diverso in tutte le culture.

Un esempio per tutti. Gli italiani muovono molto le mani mentre parlano, questo ci fa considerare spesso invadenti. Però attenti anche a tenerle troppo ferme o a metterle in tasca (i cinesi non tollerano per esempio che si tengano entrambe le mani in tasca).

Anche lo sguardo diretto che per alcuni popoli è segno di franchezza, non lo è per i giapponesi che non devono mai guardare direttamente una persona che stanno salutando. I quali utilizzano anche pochissimo la mimica facciale, il che non vuol dire che non provano sentimenti ma solo che da quando sono nati si esercitano come l'attore che deve fare la parte di Arlecchino con la maschera.

Però gli aspetti di maggiore difficoltà nella comunicazione interculturale **M-P** riguardano gli snodi cruciali dell'ambito Vita-Salute.
In particolare è fondamentale comprendere il senso di nascita e quello morte nelle varie culture al quale partecipano anche le variabili religiose.

Un indiano, un cinese o un islamico interpretano in modo diverso la morte. Per esempio molte etnie non accettano né l'accanimento terapeutico, né l'interruzione artificiale della vita per motivi legati al karma, alla reincarnazione,e via dicendo.
Però va anche detto e ribadito che il mito del paziente muto che lascia parlare solo il proprio corpo (ed in particolare questo errore si potrebbe fare in caso di etnie diverse a confronto) si rivela ad una analisi approfondita insufficiente. Perché in un contesto etnico diverso (ed estraneo) il corpo si rivela meno loquace di come avvenga in genere. I suoi silenzi vanno sottoposti ad un complesso processo di disambiguazione.

Quindi la parte discorsiva può diventare paradossalmente predominante.
Ma anche qui sono presenti dei rischi culturali semantici. Recentemente ho letto una storia incredibile (la fonte è un libro di Mario Ricca e Ivo Quaranta).

Un malese arriva in un ospedale italiano, si sente molto stanco, lamenta un peso allo stomaco, non ha le forze, gli manca il respiro ed oltretutto ha molti problemi privati e professionali ai quali lui attribuisce un peso importante nell'insieme del suo malessere. Oltretutto ha appena avuto un forte litigio. Al pronto soccorso spiega in ottimo italiano che ha male al fegato. Gli credono e palpano l'addome, gli fanno una eco addome, vengono fuori dei calcoli biliari, renella, una steatosi epatica, il colon espanso.

Ok, i conti tornano, gli danno una cura e lo mandano via. Lui lascia l'ospedale e dopo qualche ora viene stroncato da un infarto.

È morto perché non sapeva che la parola Hati -Fegato, nel senso che intendeva lui ,in italiano si dice Cuore. In malese quando si soffre d'amore o di rabbia, o si ha una sofferenza emotiva, si dice che fa male il **FEGATO**, da noi si dice che fa male il **CUORE**.

> *"Il genio più intimo di un popolo, la sua anima più profonda sta soprattutto nel suo linguaggio"* dice Michelet.

Se l'anima profonda di un popolo risiede nel suo linguaggio, è perché è una emanazione sottile del suo corpo: il risultato di una pantomima boccale, fatta di respiro e di contrazioni muscolari.

Non c'è soluzione di continuità tra il gesto e la parola. Entrambe sono una imitazione plastica di un'azione.
E bisogna ricordare che la cultura non deve essere un ostacolo ma una fonte di cambiamento e di conoscenza. E bisogna guadagnare la fiducia del paziente perché fidarsi vuol dire affidarsi.

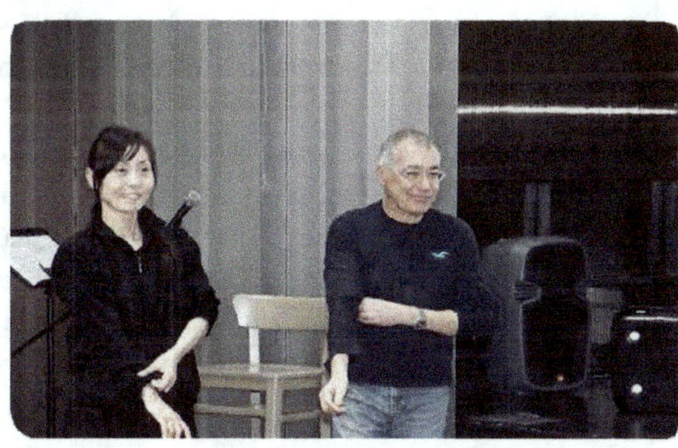

LE CULTURE E LA TBM.

La scienza e la medicina occidentale pretendono di analizzare lo spirito, non comprendendo che c'è un regno del cuore fatto di tutte le cose che abbiamo imparato o vissuto, che non bisogna invadere ma lasciare intatto.

Anche nel Teatro c'è il modello occidentale basato sulla distanza e su logos ma anche c'è un modello asiatico, legato al gusto (Bhava), all'emozione e al sapore (Rasa), e quindi all'assaporare le emozioni.

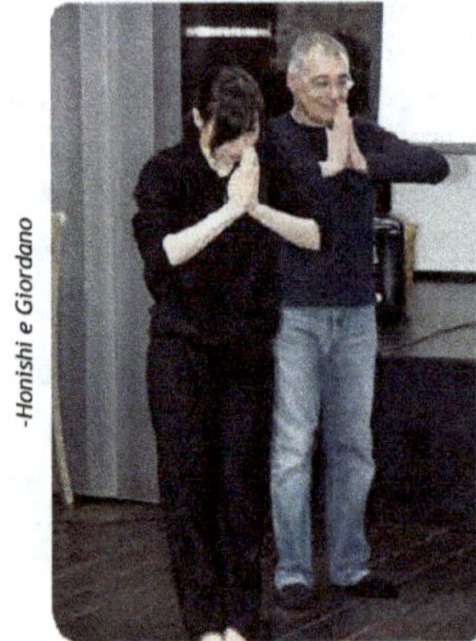

Un piccolo inciso. Uno degli errori che si compiono dal punto di vista "etnico" è la categorizzazione. Cioè per esempio considerare nell'unica categoria di asiatici i cinesi, i giapponesi, i coreani, ed i malesi. E questo errore rientra nella categoria degli stereotipi. E gli stereotipi culturali influenzano fortemente la comunicazione, e certo non in positivo.

La mia collaboratrice in **TBM** sulle tecniche etniche si chiama Sayhoko Onishi. È una danzatrice, coreografa e docente internazionale. Pluripremiata in tutto ilmondo come eccezionale danzatrice nella tecnica Butoh. Ispirandosi alle radici del Butoh il lavoro di Sayoko Onishi ha lo scopo di unire sia elementi occidentali che orientali, sia la tradizione che il contemporaneo, lavorando anche su Chi Gong (tecnica dello spirito) e Tai-Chi.

Con esercizi collegati alla medicina tradizionale cinese ed in parte alle arti marziali, che prevedono la meditazione, la concentrazione mentale, il controllo della respirazione ed altri esercizi fisici. Il chi gong si pratica per il mantenimento della salute e del benessere del corpo e della psiche tramite l'accrescimento della energia interna.

Il mio primo incontro con Sayoko avvenne nel 1994 quando l'ho scritturata come danzatrice solista per un mio spettacolo di grande successo sul recupero e la riscoperta della musica e della poesia della antica Grecia, con in scena il mitico Giancarlo Giannini.Lo spettacolo si chiamava *"Il dolce canto degli Dei"* ed aveva debuttato al Festival di Taormina. Da allora siamo sempre rimasti in contatto artistico. Quindi grazie a Sayoko utilizzo tecniche Butoh, chi gong e tai chi per coprire lo spazio multiculturale della comunicazione TBM.

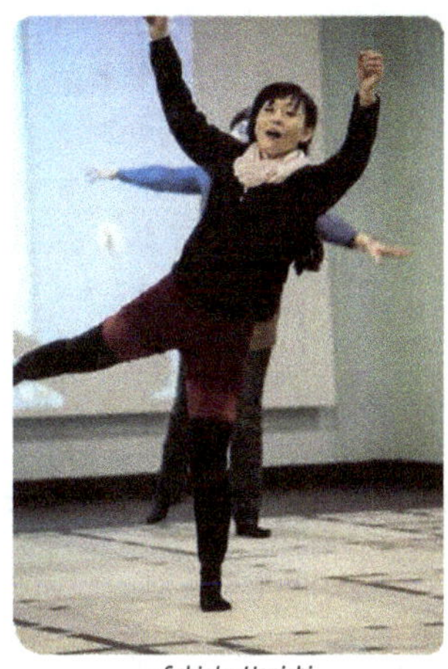

- *Sahioko Honishi*

IL BUTOH

Ma cos'è il butoh?

*Il Buto*h è una danza contemporanea ispirata al movimento Ankoku Butoh (tenebre), nato negli anni 50 del secolo scorso, caratterizzato dalla nudità del ballerino, che normalmente ha il corpo dipinto di bianco, e si esprime con smorfie grottesche, e gioiosità delle performance. I fondatori sono stati Kazuo Ohno e Tatsumi Hijikata. I temi affrontati da Sayhoko nelle improvvisazioni **TBM** riguardano la Morte e la Nascita, il Fiore, il Vento, il Fantasma, e servono nel percorso di apprendimento delle tecniche di comunicazione e di rilassamento.

La preparazione comincia dalle discipline orientali, *Taichi chuan e Chi gong*. Quindi si prosegue con lo studio delle diverse tecniche per arrivare ad affrontare correttamente l'arte dell'improvvisazione, lo studio della deformazione , della suddivisione e dell' aumento dell'estrema sensibilità nella patologia del corpo.
L'uso delle immagini e dell'improvvisazione, per andare oltre la mente, con la trasformazione del corpo in un'altra entità e la creazione di mosaici di immagini (tipico esercizio è quello della trasformazione in tigre (prima Sahioko poi i discenti devono imitare i movimenti del felino. Ed abbiamo visto che questi sono esercizi che servono a migliorare la compliance **M-P**).

Etimologicamente il termine butho é costituito dai due ideogrammi Bu e Toh. **BU** significa danzare o muoversi elegantemente riferito in particolare alla parte superiore del corpo. **TOH** significa calpestare ed indica generalmente il movimento dei piedi. Il Butoh si muove tra la discordanza esistente del movimento armonico delle... mani e quello disarmonico dei piedi.

Convoglia nel corpo l'opposizione tra Apollo e Dionisio e tra la calma e la violenza. Tra chi deve curare e chi deve essere curato. Non é una tecnica, ma una relazione tra il corpo e la natura, un modo per risalire attraverso il corpo alle origini dell'esistenza, in un dialogo tra il silenzio delle nostre tenebre ed il caos della luce.

Il Butoh non é un linguaggio del corpo, ma un linguaggio tout court, é un teatro della revulsione, della convulsione, della repulsione, della contemplazione, dell'amore e del dolore, quindi è un Teatro della Medicina.

Il Butoh é tensione, dilatazione del tempo e dell'azione, gesti veloci e pesanti, scomposti e disarmonici, plastici e geometrici, un continuo divenire di sensazioni che non possono avere codici di riferimento definiti. Ed esplora in profondità la nostra sensibilità nervosa utilizzando vibrazioni corporali e mentali che sono intimamente differenti in ogni essere umano.

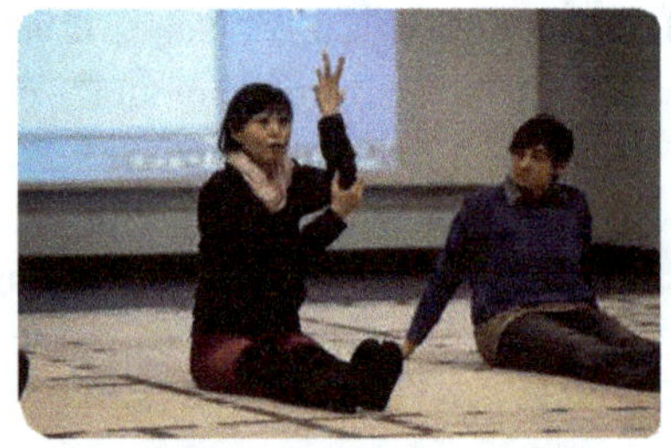

Danza della verità, della vera poesia, della magia di suggestioni ipnotiche che colpiscono lo spirito con una pressione diretta sui nostri sensi. Col Butoh la **TBM** vuole parlare all'intero organismo con un linguaggio non solo intellettuale ma primordiale e spirituale.
C'è un dialogo intimo tra il movimento delle mani e quello dei piedi.

Tra Apollo e Dioniso e tra Medico e Paziente.

Noi uomini, dal punto di vista personale, ci troviamo a vivere il doloroso conflitto tra la durata e la qualità della vita. Ma abbiamo visto che non tutte le culture lo vivono nello stesso modo.

E il farmaco non basta a curare quando la patologia, è legata a situazioni di vita che rimangono inalterate anche dopo l'inizio della cura.
Dobbiamo ricordarci che senza la conoscenza di un'altra cultura la medicina può fare più male che bene.

Dobbiamo essere come un **ALBERO**. Il corpo dunque deve trovare le sue radici nel suolo. Ecco un'altra esercitazione. Bisogna togliersi le scarpe e piantare ben i piedi a terra. " Il respiro si fa ampio e attraversa tutto il corpo.
Lentamente si devono alzare le braccia come a diventare dei rami e poi delle foglie. In alto la relazione di leggerezza con il vento e la luce, in basso i piedi e la terra oscura. Al centro il petto e la respirazione. Formiamo un' unita ma non un blocco. Il corpo si alleggerisce verso l'alto, al centro il tronco dell'albero e la forza.
Giù le radici cercano sempre più in profondità nella terra ... Cerchiamo ora la voce della terra ....Il suono basso e grave. Vediamo che il corpo di ciascuno dei partecipanti è cambiato. *C'è un albero in voi"*.

Ed il farmaco non basta quando la patologia è legata a situazioni di vita che rimangono inalterate anche dopo l'inizio della cura. Byron Good ci racconta come in Iran, una delle nazioni più inquiete di questi ultimi anni, ci siano tantissime persone, specialmente donne, che soffrono di mal di cuore. Tutti i problemi sociosanitari e le ansie che vi si collegano, la contraccezione, la gravidanza, la vecchiaia, i problemi di famiglia, le preoccupazioni economiche e politiche, vengono tutti associati ad un'unica esperienza di malattia, il cuore.

In Iran continuano a esserci guaritori che seguono le indicazioni di Avicenna e Galeno per una serie di patologie, ed i sacerdoti hanno un'azione anche loro, come medici, specialmente in zone rurali. Cosicchè la medicina moderna viene accostata quasi ed esclusivamente al cuore.

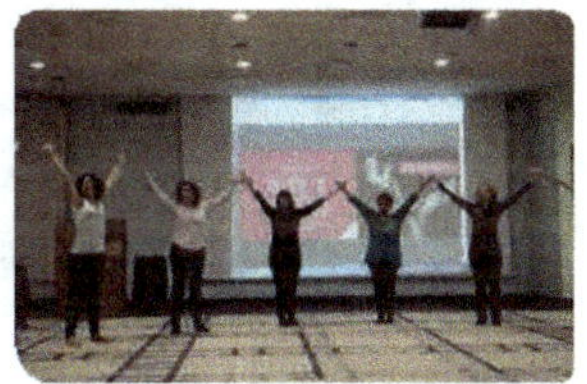

"Questo problema nasce dal cuore, disse, e da lì si è diffuso attraverso l'organismo, l'unico metodo di cura è calmare l'ansia che ha sopraffatto il cuore." Scrive il poeta Al Ghazali.

Ma questo per esempio si capisce solo vivendo in quel paese. Quando invece le popolazioni migrano si portano dietro dei codici che sono sconosciuti ai medici delle nazioni ospitanti. Dobbiamo quindi stare attenti perchè senza la conoscenza di un'altra cultura la medicina può fare più male che bene, può fare come nel doppiaggio quando si mettono in bocca all'attore parole diverse da quelle usate.

Noi siamo come un **ALBERO**. Il corpo dunque deve trovare le sue radici nel suolo. Ecco un'altra esercitazione che abbiamo fatto prima.

Bisogna togliersi le scarpe e piantare bene i piedi a terra. *""Il respiro si fa ampio e attraversa tutto il corpo. Lentamente si devono alzare le braccia come a diventare dei rami e poi delle foglie... Cerchiamo ora la voce della terra ....Il suono basso e grave. Vediamo che il corpo di ciascuno dei partecipanti è cambiato. C'è un albero in voi"*

Dice **EGL** concludendo la lezione. *È importante : guardare attentamente per capire ciò che si deve fare senza sentirsi obbligati di scendere a compromessi. Essere piantati nel suolo è un modo anche per lasciare passare la paura.*
La terra è cultura, sorregge il corpo e protegge, ripeto!
Gli sradicati dai loro paesi non hanno più questa protezione.
Continuo questo capitolo sulla comunicazione Etnica raccontando un altro episodio su come la parola può ingenerare equivoci. Recentemente mi trovavo ad un congresso asiatico dell'area metabolica, nell'isola di Penang, a Georgetown, in Malesia. Stavo parlando con la presidentessa di una società scientifica malese e lei mi diceva che nel suo paese addirittura il 20% della popolazione era affetta da Diabete.

Alla mia domanda sul perché una percentuale così alta, anche rispetto agli altri numeri del sud est asiatico, lei mi risponde che la colpa è della "sea food diet" che loro seguono. Io resto allibito e le chiedo come è possibile che una dieta a base di pesce porti ad un aumento del diabete. E lei: *"No, non ho detto sea come mare, ma see come vedere! Nel senso che "Noi mangiamo tutto quello che vediamo!"*. Ecco un rischio che si corre quando si comunica in lingue diverse!

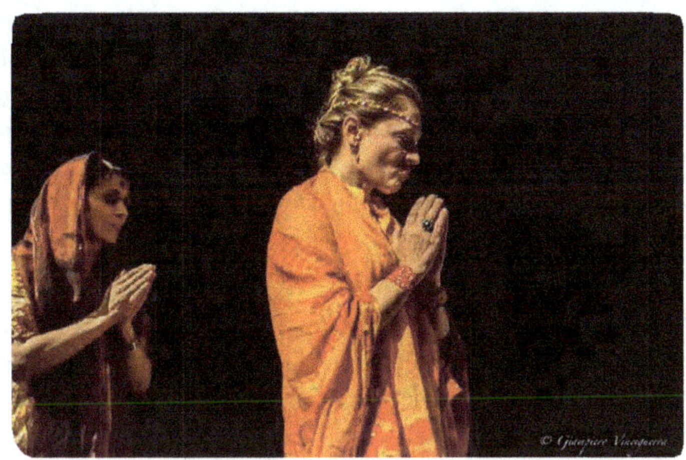

- Role Playing Etnico TBM

Una piccola digressione: nel buddismo troviamo il concetto del kharma, che si basa sull'idea che il sé ha vissuto una vita precedente. In altre parole che il sé è esistito sotto un'altra forma.

La reminiscenza di esistenze precedenti e il preannuncio di come ci si potrebbe incarnare nella prossima vita sembrano non avere un' analogia evidente nella cultura occidentale. Dico sembra perché in realtà c'è l'identificazione della vita dell'infanzia come vita precedente. E visto che l'amnesia infantile deve sicuramente essere incompleta, ci deve essere qualche ricordo dell'epoca preverbale.

Quindi resta la sensazione di una vita precedente, che può essere evocata non dal ricordare, ma da un cambiamento dello stato del sé. Così quando sospendiamo la ricerca di senso e ascoltiamo invece l'armonia del se, o quando viviamo all'interno del nostro sé corporeo, abbiamo le indicazioni di un sé precedente.

Le persone appartenenti alle minoranze etniche ripongono meno fiducia nei medici di razza bianca e questa diffidenza influisce negativamente sulle loro condizioni di salute. *"Il tono di voce [del medico], tutto il loro comportamento non verbale e verbale cambia nei miei confronti, cambiano quando trattano qualcuno di pelle bianca rispetto a qualcuno di pelle nera. Mi guardano e tutto cambia."*

(Commento di un paziente afroamericano che racconta la sua diffidenza nei confronti dei medici.)
"Il medico dice alla paziente [un'anziana donna cinese] che deve iniziare a prendere un

farmaco per curare la pressione del sangue troppo alta e le porge una prescrizione. La paziente annuisce rispettosamente. Un anno dopo la stessa paziente viene rivisitata e risulta avere ancora la pressione pericolosamente alta: è chiaro che non ha preso il suo farmaco. Ciò che il medico non ha capito è che annuire o sorridere in molte culture significa semplicemente "ti ascolto e voglio mostrarti rispetto." E in genere non vuol dire "Sono d'accordo con te e mi impegno a prendere il trattamento che prescrivi"."

L'etnia influenza molti aspetti delle interazioni tra medici e pazienti, tra cui la qualità della comunicazione ed il comportamento non verbale durante il trattamento medico. Come gli esempi sopra citati illustrano, la comunicazione può svolgere un ruolo non solo in ciò che i pazienti e i medici dicono, ma anche nella natura e nel significato del loro comportamento non verbale.

Il tono di voce di un medico, l'espressione del viso, la postura o il grado di contatto oculare possono cambiare quando interagisce con un paziente appartenente ad una minoranza etnica, e ciò potrebbe portare il paziente a concludere che il medico si preoccupa meno di lui rispetto ai pazienti di un'altra etnia.

Allo stesso tempo proprio la comunicazione ed il comportamento non verbale del paziente, comprese le sue espressioni facciali, il livello di contatto oculare o, come nel secondo esempio, i cenni di accordo possono essere difficili da comprendere per un medico con un diverso background culturale.

Le ipotesi e le incomprensioni che sorgono nella comunicazione e nel comportamento non verbale hanno conseguenze importanti per la fiducia e la soddisfazione dei pazienti, per l'aderenza al trattamento medico prescritto e per gli eventuali risultati delle terapie.

Ma la società pur valorizzando e promuovendo idee e pratiche di uguaglianza etnica, non riesce ad evitare che molte delle sue istituzioni (ad esempio i media) perpetuino stereotipi riguardanti i diversi gruppi etnici. Queste due caratteristiche della società possono far sì che anche i medici esibiscano comportamenti non verbali discriminanti nei confronti, rispettivamente, degli individui bianchi e dei membri delle minoranze etniche anche senza esserne consapevoli.

In particolare gli stereotipi sulle minoranze e la preoccupazione di apparire prevenuti possono contribuire a comportamenti non verbali disinteressati o di disattenzione da parte dei medici: stare seduti a distanza, sporgersi meno in avanti, distogliere lo sguardo, diminuire il gesticolare, dimostrare irrequietezza, annuire meno, avere una posturaaperta o un'espressione del viso rigida, ognuno dei quali può trasmettere l'impressione di mancanza di attenzione o di empatia verso il paziente.

Al contrario i comportamenti non verbali che veicolano l'impegno, come ad esempio il sedersi vicino al paziente, sporgendosi in avanti, creando contatto oculare, l'annuire, l'avere una postura chiusa ed l'esibire espressività del viso possono favorire il rapporto medico-paziente. Un'altra importante componente della costruzione di un rapporto costruttivo è la comprensione da parte del medico del comportamento non verbale del paziente.

Al fine di costruire rapporti di fiducia e per sollecitare efficacemente le informazioni necessarie alla cura, i medici devono non solo ascoltare ciò che i pazienti hanno da dire, ma devono essere in grado di leggere in modo efficace i loro comportamenti non verbali: ciò migliorerà i risultati delle terapie. Dai risultati di una ricerca emerge che la sensibilità non verbale del medico è correlata con la sensazione del paziente che il medico si preoccupa per lui e può anche capire il suo stato d'animo. Allo stesso modo, il paziente il cui medico ha un'alta sensibilità non verbale tende ad apprezzarlo di più e a vederlo come più compassionevole.

Infatti i medici che sono più abili ad interpretare il comportamento non verbale dei pazienti tendono ad avere un minor numero di cancellazioni degli appuntamenti e visite mediche più brevi, perché sono maggiormente in grado di suscitare e rispondere alle informazioni dei loro pazienti in modo efficace ed efficiente.

Tre tipi di soluzione a questo problema sembrano promettenti: la prima serie di possibili soluzioni mira a comprendere le origini dei *"punti di vista stereotipici e delle preoccupazioni di apparire prevenuti"*; un secondo gruppo di soluzioni miraa migliorare i rapporti con i pazienti, migliorando la capacità dei medici di leggereil loro comportamento non verbale; infine un terzo tipo di soluzione ha lo scopo di interrompere il rapporto tra comportamento non verbale inefficace del medico e un'inefficace comprensione del comportamento non verbale delle minoranze etniche.

Migliorare le esperienze in campo medico e soprattutto nella salute nei membri di altre minoranze è un obiettivo importante per gli sforzi multiculturali oltre che nella formazione delle competenze culturali nell'educazione medica. La considerazione del ruolo svolto dalla comunicazione e dal comportamento non verbale da parte di medici e pazienti nelle interazioni tra medici e pazienti del gruppo di minoranza etnica dovrebbe essere una parte fondamentale di questi sforzi.

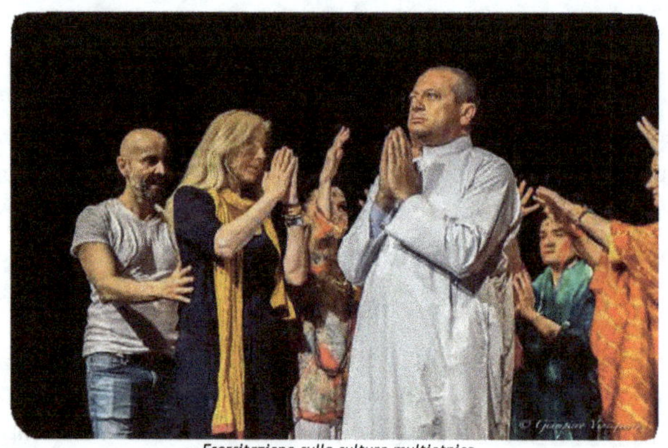

- *Esercitazione sulla cultura multietnica*

Per tornare un attimo sugli stereotipi che condizionano alcuni stereotipi sono comuni a molti medici italiani. I pazienti indiani e del BD giocano sempre a fare i furbi, li passiamo a non rispettare gli appuntamenti e sono poco affidabili. I pazienti cinesi sembra che ti ascoltano ma poi fanno come gli pare. I Filippini sono brava gente ma non ascoltano i consigli sullo stile di vita etc. Ovviamente la tendenza a generalizzare i comportamenti basandosi sull'etnia è a dir poco superficiale.

Una esercitazione: Si prendono maschere di etnie e regioni del mondo diverse. Maschere africane, maschere Cinesi o giapponesi, maschere dell'est d'Europa ed infine maschere dell'antica Grecia. Ogni maschera sarà diversa e vorrà un diverso non verbale, paraverbale e verbale. Con questo eccezionale esercizio si entrerà nel senso profondo della cultura delle varie popolazioni ed etnie.

Si capirà anche che l'estetica di ogni maschera non è casuale ma riproduce il valore simbolico e psicologico della stessa. Ogni particolare ha un significato: gli occhi socchiusi (costa d'avorio) rappresentano la pazienza, il dominio di se; gli occhi piccoli possono rappresentare l'umiltà (gabon); mentre la bocca grande rappresenta la forza e l'autorità. Le ciglia arcuate e gli occhi a mandorla ricordano la bellezza femminile, se ricorda come forma un teschio si riferisce al culto degli antenati.

Capitolo 8

IL ROLE-PLAYING

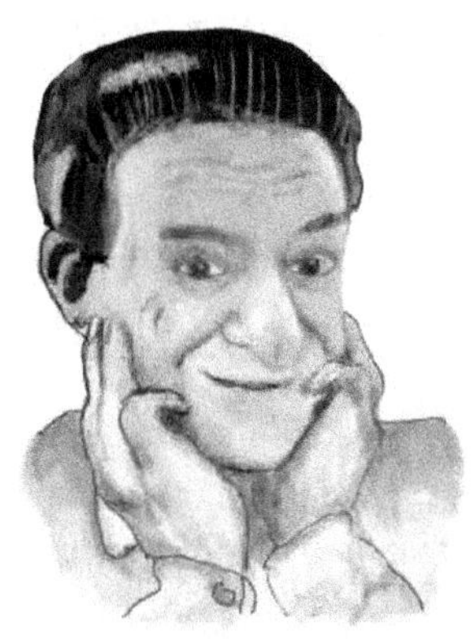

"Che diceva Ippocrate?"
"Che ci dobbiamo mettere il cappello."
"Voi non sapete nulla di medicina?"
"No"
"Neanche io."

Petrolini

"Senza Situazioni non esiste il Teatro".

Sartre

Il *Role Playing* (**RP**), è una tecnica molto utilizzata recentemente nei corsi ecm medici interattivi. Il **RP** richiede ai partecipanti di rappresentare, ricreare la realtà ed i ruoli. Quello del paziente, del medico, dei parenti, dell'infermiere, o di altri componenti del team, e come lavoro è molto utile ed interessante.

Ma l'improvvisazione, condotta da non *"professionisti"* della comunicazione teatrale rischia spesso di diventare *"amatoriale"*, termine che in Scena è sinonimo di dilettantismo e di scarsa partecipazione emotiva. E senza una tecnica l'improvvisazione finisce per essere fine a se stessa ed i risultati sono notevolmente inferiori a quelli che potrebbero essere.

Ma questo è un rischio che non si correrebbe se ci fosse una strutturazione adeguata, una griglia dove possano muoversi l'autore ed l'attore per rendere più credibile la loro performance e non farli sentire in imbarazzo durante la medesima.
Il **RP** della **TBM** risolve il problema con una impostazione tecnica.

La griglia di lavoro originale l'ho ripresa dalla *"Poetica"* di Aristotele dove il grande filosofo greco dice come deve essere strutturato un testo teatrale, il quale deve contenere sei elementi.
Cioè la trama, il personaggio, il pensiero, il linguaggio, la musica e la spettacolarità.

Vediamole in breve le regole aristoteliche!

1. **L'AZIONE O TRAMA.** *"Le trame ben scritte non devono cominciare né finire come capita."*, scrive Aristotele (A). Dopo definisce in modo preciso cosa vuol dire ben scritto. Cioè che gli elementi devono essere concatenati poichè *"un soggetto intero è una storia che ha un inizio, una fase mediana, una conclusione"*. Infine che *"la cosa più importante è la sistemazione degli eventi, perché la tragedia non è imitazione degli uomini, ma di azione e di vita."*

2. Poi A. si occupa del **PERSONAGGIO** e teorizza che il carattere dei personaggi va studiato bene, altrimenti *"è lo stesso che nella pittura, dove se si versano a caso i più beicolori, non si ottiene lo stesso piacere che se si disegna in bianco e nero un' immagine."*.

3. Fatto questo bisogna impegnarsi sul **PENSIERO** (cioè le **IDEE**). Facciamo un esempio, bisogna decidere un tema, tipo: *"la guerra è un male"*. Questo è il pensiero, quello che deve essere sviluppato dalla parola, e con la parola nel testo. Ma è importante dire le cose giuste.

4. Quindi bisogna lavorare sul **LINGUAGGIO** (e sulla **DIZIONE.**)
Cioè sul dialogo e sulla recitazione.
L' insieme di questi elementi deve essere chiaro e mai sciatto.

5. Ancora un altro elemento è la **MUSICA**. *"La musica è ornamento maggiore"*, dice Aristotele. Infatti era parte integrante di un testo ai suoi tempi. Oggi lo è meno, ma si può allargare in una ottica moderna al termine di *"suono"*.
Nel teatro e nella vita serve la musica, non va dimenticato!

6. E infine la **SPETTACOLARITA'**, ovvero gli effetti speciali dello spettacolo. Che sicuramente è l'elemento più estraneo alla poetica.
La spettacolarità è quello che si vede, e che oggi nella nostra società sempre più tecnologica ed effettistica, è sempre più importante.

La concezione del teatro d' Aristotele la ritroviamo in due sue opere dal titolo *"La Tragedia"* e la *"Commedia"*. *Nella "Tragedia"* si insegna ad imitare e rappresentare le azioni umane. Le verità narrate non sono verità storiche, ma rappresentazioni dell'andamento delle cose umane secondo verosimiglianza e necessità. Le virtù umane vengono rappresentate seguendo un ordine razionale. In ogni opera teatrale esiste l'unione fra lo spazio e il tempo.

Catarsi, pietà e terrore sono sentimenti che smuovono l'animo del protagonista e dello spettatore. È la catarsi che provoca *"il piacere"*...

E solo la tragedia, o la tragicommedia, può produrre quella che Aristotele chiama *"la catarsi"*, cioè la purificazione dalle passioni nell'animo degli spettatori.

Secondo Bekakos, per Aristotele, chi assiste alla tragedia, prova pietà per l'eroe che apparentemente non merita i mali che gli accadono, e prova terrore per se stesso, al pensiero che potrebbe capitargli la medesima sorte. Una volta che si arriva allo scioglimento della vicenda tragica, i fatti hanno una spiegazione razionale e per questo, pietà e terrore sono acquietati.

Mediante la catarsi, la tragedia è riscattata dalla condanna di Platone secondo la quale essa è nefasta, priva di verità e pericolosa per l'equilibrio affettivo dell'uomo. Quindi la **CATARSI,** intesa in questo modo, è proprio ciò che serve al Medico empatico impegnato nel suo lavoro!!!

E che in teoria dovrebbe rendere accettabile, e accettato, il possibile insuccesso dalla guarigione.

Sigmund Freud parla di *"cura dell'anima come teatro-terapia"* utilizzando le immagini teatrali al fine di rendere comprensibili le sue teorie. Descrivendo i processi psicoanalitici anche Freud parla di Catarsi.

In questo caso il concetto di *"catarsi"* aristotelica viene letto in chiave psicanalitica, cioè come sfogo liberatorio delle emozioni oppure in chiave idealistica, come purificazione delle passioni e dei sentimenti attraverso la contemplazione disinteressata propria dell'arte. Freud sostiene che l'Arte sia un modo per nobilitare la libido.

La *"catarsi"* è stata utilizzata per la prima volta nell'Ottocento come metodo terapeutico da Jacob Bernays, zio della moglie di Sigmund Freud. Questo metodo si basa sull'allargamento della coscienza durante l'ipnosi. Il suo obiettivo è di eliminare i sintomi del paziente. Durante questa terapia, nell'animo del **soggetto** affiorano i brutti ricordi e tutte le esperienze che col passare del tempo erano stati completamente rimossi dalla coscienza.

Esse mentre affiorano, vengono accompagnate da sentimenti molto intensi. Breuer e Freud, considerano l'efficacia del loro metodo terapeutico come il risultato del libero sfogo attraverso il discorso orale che porta con se tutto ciò che è negativo. In sostanza, nella Psicanalisi, la Catarsi non è parte della rappresentazione artistica ma è un metodo terapeutico utilizzato per guarire i pazienti che hanno dei seri problemi psichici.

 È evidente quindi che per Aristotele, la Catarsi è parte imprescindibile della tragedia greca ed è un metodo per suscitare la pietà, il terrore e la purificazione dai mali nell'animo degli spettatori. Il concetto di Catarsi aristotelica dunque riporta la nostra mente non solo all'ambito teatrale ma analizzando nel profondo tale teoria, ci accorgiamo che di ciò si parla anche nella dottrina cristiana utilizzando come protagonista principale Gesù.
Infatti, attraverso la figura di Gesù, si compie la purificazione del peccato, poiché figlio di Dio mandato sulla Terra per salvare e purificare il mondo dal male. Èattraverso la figura di Cristo che purifica, libera e redime, che si compie la catarsi aristotelica.

La stessa iconografia ed arte cristiana utilizza immagini e rappresentazioni molto crude e forti come crocifissioni, sangue, personaggi straziati dal dolore cosi come accadeva nelle rappresentazioni teatrali di Aristotele.

In una tale compenetrazione tra dottrine i personaggi della Tragedia di Aristotele,come Gesù Cristo, vengono usati come *"rimedi"* curativi e redentivi da tutti i mali, in una sorta di farmacia per l'animo umano in cui catarsi aristotelica e *Pharmacon* (in greco rimedio o veleno) sembrerebbero avere qualcosa in comune.

Ma torniamo al RP ed alle differenze tra la griglia della **TBM** e quella di Aristotele che ho appena descritto.

Naturalmente nella mia revisione odierna dei 6 punti sono state necessarie molte modifiche, legate ai tempi diversi ed alle diverse necessità. Intanto il controllo sulla durata del **RP**. Il **TEMPO** di durata del corto deve essere mediamente di 15 minuti.

La **TRAMA,** non va lasciata al caso, con la strutturazione e la calibratura della sceneggiatura ,in modo che abbia un climax ed un finale ben definito. I **PERSONAGGI**, su questi è importante dedicare un po' di tempo, perchè serve una analisi precisa del carattere. E infine è necessaria la definizione dei ruoli all'interno del gruppo dei partecipanti al RP.

Decidere chi fa l'Attore, chi è il Regista, chi l'Autore. In modo che l'improvvisazione abbia delle regole e dei paletti ben precisi.

Voglio fare alcune osservazioni sparse sui punti appena indicati..
Per A. è più importante la trama, che per lui deve essere *"semplice, chiara".* Per gli autori di oggi è più importante il personaggio, e questo fa parte di un minimalismo culturalee letterario tipico dei nostri giorni. Ed è bene ricordare quello che ogni regista sa bene. Quando è fatto il cast, e si è deciso quale attore farà un certo personaggio, a quel punto è stato già fatto il 50% dello spettacolo!!!

Le due cose, trama e personaggio, ovviamente non sono in disaccordo e sempre sono complementari e sinergiche.

Quando si lavora alla trama il finale va (andrebbe) deciso, se possibile, come prima cosa, insieme al Climax (che sarebbe il colpo di scena). Anche se il Climax si può condividere in corso d'opera. Poi bisogna pensare alla possibilità di una *"storia parallela"*, che può essere sintetizzata nella presenza nello spettacolo (e nel **RP**) di un agonista ed un antagonista. Secondo Aristotele il finale deve essere *"sorprendente e inevitabile"*. E tutto il Grande Teatro risponde a questo Teorema.

In *"Amleto"*, per esempio, è *"inevitabile"* la morte di Amleto, e questa è la storia principale col suo climax, ma Geltrude che beve il veleno, e Amleto che pugnala Claudio sono altri effetti, che rafforzano ed aggiungono suspense alla trama principale.

Nel *"giardino dei ciliegi"* del dottor Cechov, la proprietà sembra condannata sin dall'inizio, alla chiusura, ma la scena di Firz, il vecchio maggiordomo, dimenticato da tutti nella casa ormai chiusa, è straziante. E questa storia parallela raddoppia l'effetto drammaturgico.

Il citato **CLIMAX** è invece quella azione, o sequenza di azioni, che risolve il conflitto. Nel climax i rivali arrivano allo scontro decisivo.
Si arriva all'apice della tensione e dello sviluppo della storia.
Dopo il climax non ci sono più azioni decisive da compiere.
Ed è bene andare velocemente verso il finale.

L'azione, la *praxis*, la trama, devono avere un principio, un mezzo ed una fine. Cioè uno svolgimento logico; deve essere una storia che si può raccontare in poche parole. Come una fabula esopica.
Esti men tragoidia mimesis praxeon.

Il **RP** della **TBM,** permette in tempi molto brevi di creare delle strutture ben definite dove tutti hanno un ruolo e dove non scappa il sorrisino imbarazzato di chi non riesce ad immedesimarsi in una storia.

Il risultato è sorprendente ed ha anche una importante valenza di coesione: si crea gruppo e collaborazione tra persone che neanche si conoscono in tempi brevissimi.
È consigliabile filmare sempre il risultato del lavoro e farlo poi rivedere ai partecipanti al RP, o semplicemente farne a tutti un omaggio *a posteriori"*. Affinchè se ne possa fare una analisi, anche solo privata.

Per svolgere mediamente un **RP** servono almeno due/tre ore. È meglio lavorare indue tempi, (potrebbero essere due mezze giornate consecutive) perché così c'è una maggiore sedimentazione, ma questo non sempre è possibile. Il lavoro di sviluppo della storia dopo la creazione delle scene e quello di improvvisazione strutturata, prevedono una *"prova generale"* con ripasso dell' intero elaborato e poi la rappresentazione.

Come dicevo, se possibile, sarebbe utilissimo filmare il prodotto del RP e farlo rivedere ai partecipanti allo stage. Questo per permettere anche un **FEEDBACK** immediato. Noi sappiamo che in qualunque processo di comunicazione affinchè ci sia una perfetta *"circolarità"* è necessario il feedback. In alcuni casi sono stati ripresi veri consulti medici e poi fatti rivedere ingenerando nel medico quello che Peter Tate ha chiamato effetto *"pesciolino rosso"*; sguardo vitreo e apertura e chiusura della bocca senza emissione. Rivedere invece il prodotto di un RP della TBM è una festa, e l'analisi dei comportamenti si fa con la giusta distanza emotiva che rende realmente costruttivo l'approccio all'analisi del comportamento, e partendo sempre dal positivo e dall'impersonale anche quando si vuole esprimere una critica.

Recentemente ho avuto delle esperienze bellissime con il lavoro di RP all'interno di molti progetti, uno chiamato **TEAM ROLE**, che ha coinvolto nel lavoro di creazione teatrale bambini/ragazzi con diabete di tipo Uno, i team diabetologici, i genitori dei ragazzi e gli insegnanti di scuola!!

I risultati sono stati eccezionali, ed i filmati prodotti lo testimoniano.

Un altro invece coinvolgendo nella creazione di RP legati a casi clinici con problematiche legate a terapie iniettive innovative specialisti di tutte le regioni italiane (progetto TRE C), ed il terzo con i **MMG** sul rapporto tra lo specialista, il **MMG** e il paziente.

INVECE COME SI DEVE FARE PER FAR DIVENTARE IL ROLE PLAYING IMPROVVISATO UN VERO CORTO TEATRALE?

Abbiamo visto come nella mia revisione/rilettura odierna sono state necessarie delle modifiche, legate ai tempi diversi ed alle diverse necessità : Il tempo (15 minuti massimo), la trama, con la strutturazione e la calibratura della sceneggiatura che abbia un climax ed un finale ben definito. I personaggi, con una analisi del carattere e la definizione dei ruoli (attore, regista, autore). In modo che l'improvvisazione abbia delle regole e dei paletti ben precisi.

Il **RP** della **TBM,** permette in tempi molto brevi di creare delle strutture ben definite dove tutti hanno un ruolo e tutti applaudono e si fanno applaudire.

Il Role Playing tradizionale richiede ai partecipanti di svolgere il ruolo di attori, di rappresentare, ma è una rappresentazione improvvisata, quasi teatrale. Quello che non va è quel quasi. Il RP mira a rendere consapevoli dei propri atteggiamenti e aiuta a migliorare nelle relazioni.

Il problema è, che mancando completamente una tecnica, spesso l'improvvisazione è fine a se stessa, ed i risultati sono notevolmente inferiori a quelli che potrebbero essere. Serve innescare un mix di catarsi e spontaneità, e le tecniche teatrali permettono di raggiungere lo scopo.

Se vengono utilizzate con metodo.

L'arte è l'imitazione della natura: **MIMESIS**, e nei capitoli precedenti ne abbiamo parlato a lungo.

Il Role Playing della **TBM** risolve con quella impostazione tecnica che ho appena descritto il problema.

Come **INTRODUZIONE** alla tecnica del **ROLE PLAYING TBM** che diventa testo teatrale, spesso utilizzo tre miei corti che ho realizzato per la Campagna del Buon Compenso del Diabete alcuni anni fà (per chi è interessato a vederli si trovano ancora su *You Tube*).
Li faccio recitare da alcuni partecipanti allo stage.

E poi faccio vedere i video con gli stessi corti interpretati da me con alcuni attori (Franco Oppini, Nini Salerno, Edoardo Romano dei tretre, Livia Cascarano).
A questo punto spiego le regole che bisogna seguire per creare i nuovi RP.

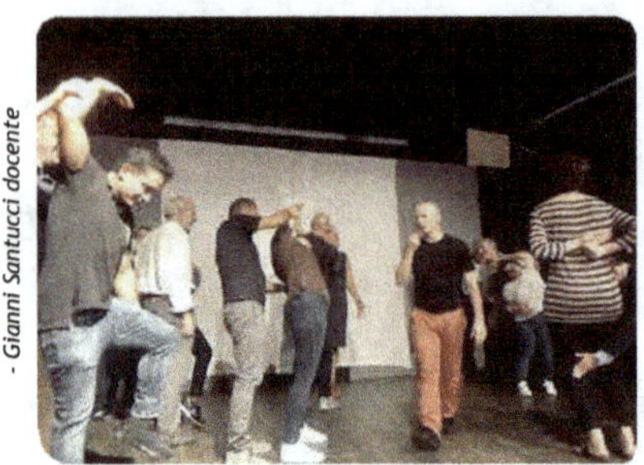

Cinicamente i teatranti dicono che SE le situazioni (la trama) sono forti, anche se recitano dei "cani", lo spettatore va avanti a seguire la storia, che è talmente avvincente da superare anche la cattiva interpretazione. Esempio emblematico è "Giulietta e Romeo" o qualunque altro dramma di Shakespeare. Quindi la prima cosa che raccontiamo quando sitratta di un descrivere un testo è quale è la situazione.

Per far capire l'importanza della **TRAMA** faccio vedere nei corsi, quando il tempo a disposizione lo consente, una sequenza del film **SHAKESPEARE IN LOVE**.
William Shakespeare entra in un' osteria e chiede da bere. È disperato, gli hanno commissionato un testo teatrale ma lui non ha idee, non sa da dove cominciare. Seduto al bancone al suo fianco, c'è Christopher Marlowe, un altro grandissimo autore di teatro.

Per inciso l'unica sfortuna di Marlowe è stata che è morto giovanissimo, a soli 24 anni, ma i 6 testi che aveva scritto fino a quel momento (Il *"Faust"* ad esempio) non sono da meno dei capolavori di Shakespeare. Marlowe chiede a Shakespeare di cosa parla la nuova commedia che sta scrivendo. L'altro balbetta, è incerto, dice si tratta di Romeo ed Esther la figlia del pirata ... ma non va oltre, non ha idee.

Marlowe allora va in suo aiuto:

"Romeo ed Esther, sono i protagonisti, si, ma lei è meglio chiamarla Giulietta. Allora, i ragazzi si amano ma le famiglie ostacolano il loro amore; poi c'è Mercuzio, l'amico di Romeo, che viene ucciso nel tentativo di difendere Romeo da un parente di Gliulietta ...."

Shakespeare è felice ed esce di corsa dal locale ... in pochissime parole Marlowe gli ha impostato la trama per uno dei maggiori capolavori di tutti i tempi, *"Romeo e Giulietta"!!!* **ALLORA ORMAI CI È CHIARO. SERVE LA TRAMA, SERVONO LE SITUAZIONI.** Se si vuole raccontare una storia senza le situazioni è difficile mantenere l'attenzione del pubblico. La cosa importante è poter sempre raccontare una situazione.

Faccio un altro esempio per far capire come deve funzionare una trama: *"La Cantata dei Pastori"*. Questo è un testo famoso della tradizione di Natale, scritto nell'area napoletana. C'è la storia della tradizione che conosciamo tutti, la nascita di Gesù, ma con una particolare attenzione all' impegno dei diavoli per fregare-inguaiare la Madonna e San Giuseppe.

Ma poi c'è una storia secondaria che diventa piano piano la trama principale. I due comici imbroglioni Strazzullo e Sarchiapone, che, nella ricerca incessante a cercare di sfangare la giornata, continuano ad incontrare la Madonna, e ad aiutarla involontariamente, senza rendersi conto di chi sia in realtà: non la riconoscono mai, fino alla fine!

Due personaggi narranti quindi troviamo nella *"Cantata"*. Anche nella *"Favola di Amore e Psiche"* io avevo ridotto a soli due attori i *"narratori"*, i motori-portanti. Vi ricordo che gli attori recitanti erano sempre e solo due nel teatro antico con un terzo di supporto. E questi interpretavano tutte le parti.

Il finale della storia può riservarci una **CATARSI**. La Pietà e Terrore sono sentimenti che smuovono sempre l'animo del protagonista e dello spettatore.
(Anche gli antichi sapevano che era possibile una Cura dell'Animo con la teatro terapia).

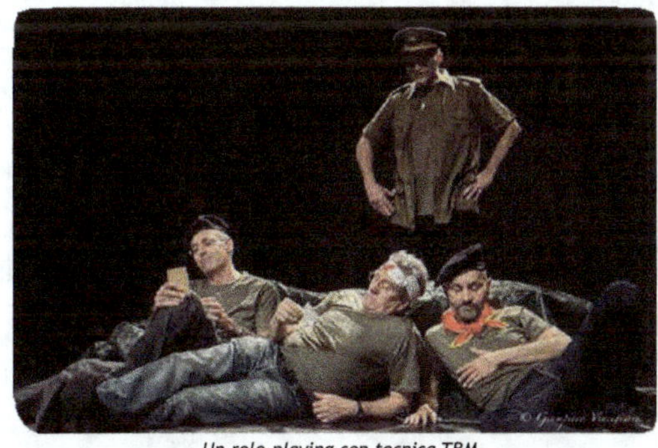

- Un role-playing con tecnica TBM

IL CORTO TEATRALE-RP della TBM.

1. LA DURATA.
Lo spettacolo dovrà durare mediamente 15 minuti.

2. LA SITUAZIONE.
(La trama).

3. I PERSONAGGI ED I RUOLI.
Per prima cosa all'interno del gruppo che deve realizzare il **RP** si devono stabilire i ruoli. Si decide chi è il regista che dovrà coordinare il lavoro di gruppo. Poi si stabilisce chi è l'autore principale anche se alla scrittura scenica dovranno partecipare tutti. Verrà poi dato un ruolo ad ognuno degli attori partecipanti ed andrà fatta l'analisi del carattere del personaggio.

4/5. LA CALIBRATURA delle scene.
(Impostare un inizio, una parte centro, ed un finale).
Il finale è importante : deve chiudere bene.

Voglio fare alcune osservazioni sparse. Per Aristotele è più importante la trama, che per lui deve essere *"semplice, chiara"*. Per gli autori di oggi il personaggio, questo fa parte di un minimalismo culturale e letterario tipico dei nostri giorni.

Le due cose non sono in disaccordo ovviamente e talora sono complementari e sinergiche. Quando si lavora alla trama il finale va deciso, se possibile, come prima cosa. Insieme al Climax (che sarebbe il colpo di scena). Poi bisogna pensare alla possibilità di una storia parallela, che può essere sintetizzata nella presenza nello spettacolo di un agonista ed un antagonista.
Secondo Aristotele il finale deve essere *"sorprendente e inevitabile"*.

Il finale può riservarci una **CATARSI**. La Pietà e Terrore sono sentimenti che smuovono sempre l'animo del protagonista e dello spettatore.
(Anche gli antichi sapevano che era possibile una Cura dell'Animo con la teatro terapia).

Cinicamente i teatranti dicono che se le situazioni (la trama) sono forti anche se recitano dei "cani", lo spettatore va avanti a seguire la storia, che è talmente avvincente da superare anche la cattiva interpretazione. Esempio emblematico è Giulietta e Romeo o qualunque altro dramma di Shakespeare. Quindi la prima cosa che raccontiamo quando si tratta di descrivere un testo è quale è la situazione.

ALLORA ORMAI CI È CHIARO. SERVE LA TRAMA,

È importante creare un canovaccio preciso ma ovviamente nel **RP** non bisogna scrivere le battute perché bisogna ricordare che l'improvvisazione strutturata si può creare in un paio di ore, se invece il testo si mette per iscritto allora per fare bene il lavoro occorrono alcune settimane.

Il passaggio della memorizzazione della battuta ritarda il risultato di verosimiglianza.

DIVAGAZIONE: LA MUSICA.

"Si possono creare nuove configurazioni psichiche grazie alla musica, che sdrammatizzano il peso del dolore. Visto che un atteggiamento remissivo peggiora le condizioni del paziente allora è bene cambiare, se serve, le note in musica.

Cerchiamo la melodia giusta. Partiamo da quel sentimento di rabbia compressa e vediamo che suono ha, e quale è il suo canto, la sua partitura ... Sediamoci vicino al pianoforte ascoltiamo quel canto che sprigiona il corpo ... Perché è proprio il corpo e non solo la ragione che deve parlare... L'emozione si presenta al pubblico come una ballerina che danza e l'ira o la tristezza svaniranno alla fine della rappresentazione. Le emozioni a volte sono come le fate ..." (**EGL**).

Musica! Ho voluto mettere in musica una ipoglicemia ed una iperglicemia. Per la ipoglicemia ho preso il *"preludio al pomeriggio di un fauno"* di Debussy, per l'iperglicemia l'opera 20 di Chopin. Mi ha aiutato per i nuovi arrangiamenti l'amico Mario Rivera, e li ho fatti danzare da due etoile ad un congresso nazionale!

Per impostare e svolgere mediamente un **RP** servono almeno due/tre ore. È meglio lavorare in due tempi. Il lavoro dopo la creazione delle scene ed il lavoro di improvvisazione strutturata, prevede una *"prova generale"* con ripasso dell' intero lavoro e poi la rappresentazione.

Nel capitolo precedente abbiamo parlato di training, e la parte finale del training, lo stadio seguente a quello delle improvvisazioni, è il lavoro con scene tratte da commedie. Di solito quando si prepara una scena si pone in rilievo l'interpretazione della parte, l'idea del personaggio, l'argomento. Tutto questo è importante ma diventa teoria nel momento in cui l'attore poi non dovesse riuscire a ricreare una sua realtà sulla scena. Per la TBM ho scelto tutte commedie famose nelle quali si parla di medicina o c'è un medico in scena. Ecco quali sono:

TESTI TEATRALI CLASSICI PER LA TBM.

"Il Malato Immaginario", *"Il medico per forza"* e altre commedie di Molière.
"Knock o il trionfo della medicina" di Jules Romains.
La maschera de Il dottore (spesso chiamato Balanzone o Graziano) nella Commedia dell'Arte.
"Woyzek" di Georg Buchner.
"Il Medico Olandese" e *"La finta ammalata"* di Carlo Goldoni.
"Professor Bernhardi" e *"Paracelso"* di Arthur Schnitzler.

Il nostro più volte citato Goldoni nella prefazione alla sua commedia *"Lo speziale o sia la finta ammalata"* segnala la differenza tra lui e Molière nel trattare i medici nelle commedie. Goldoni scrive: *"La satira di Molière contro i medici è sanguinosa, li mette in ridicolo, per dir vero, con troppa caricatura, e formando di tutti un fascio, fra cinque medici che mette in scena, non ve ne è uno che ami la verità, ed operi con dottrina."*- afferma che è per vendetta e poi aggiunge che - *"meritò che alla di lui morte niuno volesse assisterlo, e morì il pover' uomo senza soccorso".*

Invece il suo medico in commedia, il dottor Onesti (già il nome è tutto un programma) è irreprensibile. Mentre non risparmia critiche al venale farmacista –speziale Agapito. Alla fin fine si vede che si sente ancora un po' medico, e difende la categoria....

LE MIE COMMEDIE

Anche io ho scritto alcune commedie con tema la medicina. In particolare *"L'Isola che c'è"*, una commedia che racconta la scoperta dell'insulina, attraverso la storia degli scienziati premio Nobel Banting, Best, Mac Leod e Collip. *"L'isola che c'è"* è andata in scena più volte con successo, ed in più versioni, anche musicali.

Altri testi che ho scritto con tematica medica sono "Il treno blu", *"My Way"*, *"Memories are made of this""Pulcinella e la notte stellata",* *"Bangkok Senza Ritorno", "Come in un sogno (Hashimoto)", "August e Mary", "Je Suis a danceur", "Al Bivio" e "La storia di Elisabeth"..,* quest'ultimo è un monologo molto toccante ispirato alla vita di Elisabeth Hughes, una delle prime persone al mondo ad essere state trattate con l'insulina. *"Elisabeth"* mi viene richiesta continuamente, anche all'estero. Questi testi e le loro rappresentazioni sono un'altra espressione della Theatrical Based Medicine.

Sono molto legate alla mia presenza in scena come attore, ma recentemente vedo che cominciano ad essere rappresentati anche senza di me e questo mi rende molto felice.

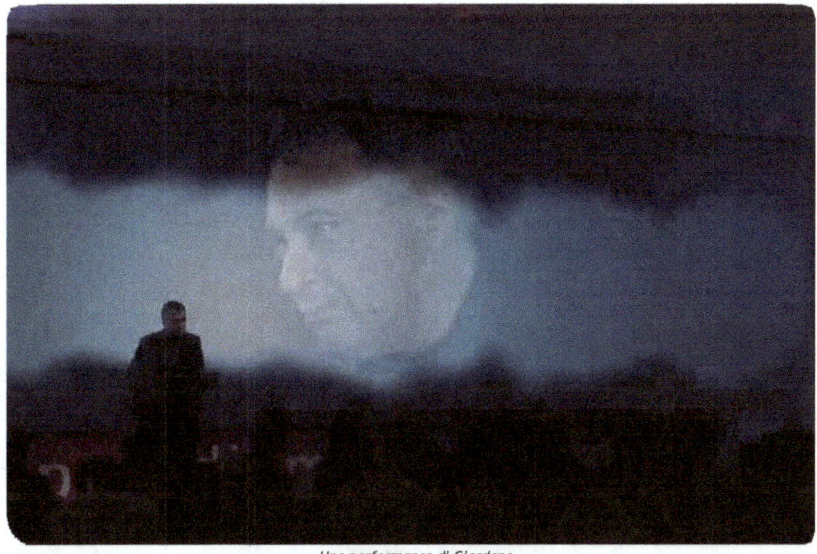

- Una performance di Giordano

Capitolo 9

CASE HISTORY

CASE HISTORY: THEATRICAL BASED MEDICINE IN A EVIDENCE BASED WORLD.

L'unione tra medicina e studi umanistici teatrali si sviluppa anche leggendo e mettendo in scena dei classici teatrali a tema. Così come la *Narrative* (**NBM**) utilizza testi letterari come *"La morte di Ivan Il'ic"* di Lev Tolstoi, o *"La montagna incantata"* di Thomas Mann, la **TBM** usa *"Il malato immaginario"* di Molière, *"Knock o il Trionfo della medicina"* di Jules Romains, *"il Medico per forza"* di Petrolini o *"Woizeck"* di Buchner, o la mia commedia *"L'isola che c'è"*.

Oppure *"Wit"*, un testo teatrale di Margaret Edson, da cui è stato tratto un film spesso citato e commentato anche dalla Narrative.
Wit è la storia di una paziente malata di cancro che lotta e interagisce in modi assolutamente diversi con una infermiera, con un giovane medico e con il primario.

Quindi come fa la **NBM**, ma in modo molto diverso, la TBM aiuta la medicina clinica conun lavoro sulle abilità testuali ed interpretative nella pratica della medicina.

Con una forma di addestramento rigoroso e disciplinato in training teatrale e con la riflessione sulle proprie esperienze cliniche i medici (ed i team) possono imparare ad assistere i loro pazienti proprio sulla base di quanto i pazienti dicono (col verbale, col paraverbale ed il non verbale).

Ed anche ai **PAZIENTI** si rivolge la **TBM**. Sono stati già organizzati dei corsi basati su *Case History* che vedevano la partecipazione di pazienti insieme ai medici (delle varie specializzazioni) ed al personale paramedico. Con la presenza spesso di psicologi.

PUBBLICAZIONI SCIENTIFICHE SULLA TBM

Oltre all'immediato risultato di fortissima positività emotiva sono in corso studi clinici per verificare se tali approcci migliorino anche l'aderenza alle terapie, l'inerzia terapeutica, e l'approccio generale alla patologia.

Ho pubblicato e presentato come poster a congressi nazionali due miei studi che valutavano le performance a confronto di due Medici che avevano seguito un master di Theatrical Based Medicine e di due che non avevano seguito il corso, di fronte a pazienti in prima diagnosi di Diabete mellito tipo 2 scompensato.

Bene i risultati a soli sei mesi riportavano delle performance nettamente migliori delle persone seguite dai *Theatrical,* con miglioramento in percentuale netto di indicatori come l'emoglobina glicata.

Al momento attuale sono più di trenta i lavori scientifici pubblicati sulla TBM ne segnalo uno presentato nel dicembre 2019 al congresso mondiale di diabetologia a Busan, in Korea, che partendo dal questionario validato sulla TBM (che riporto alla fine del volume) conferma gli ottimi risultati che il metodo ottiene sui Medici che lo utilizzano.

Negli ultimi anni ho anche presentato dei *Case History* strutturati utilizzando la TBM in Congressi e Corsi con esiti molto interessanti. Cito solo, come esempio, il caso clinico presentato al XIX Congresso Nazionale AMD di Roma nel maggio 2013. E quello presentato al XX congresso AMD nel 2015 dal titolo *"Harry ti presento Sally".*

E infine quello al congresso ADI di Bari, 2019, dove con i gruppi di studio della società italiana di Dietologia abbiamo creato un corto dal titolo "Angeli e Demoni."

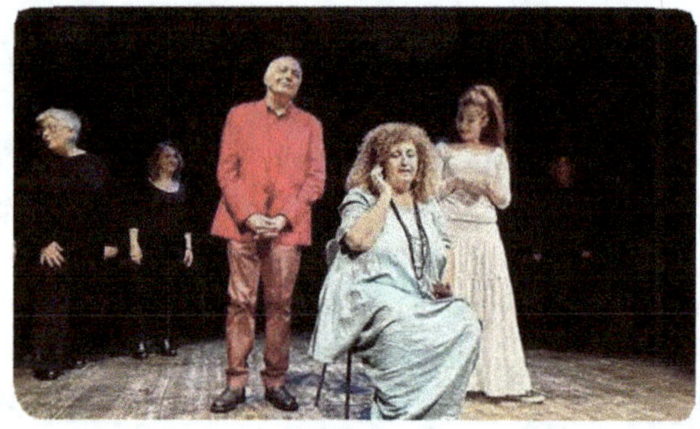

- Angeli e Demoni

Nel 2013, al Congresso della Associazione Medici Diabetologi, ho raccontato il caso di Elvis Presley, nella cui morte, (e forse non molti lo sapevano), ha avuto un ruolo molto importante il diabete e lo scompenso cardiometabolico.

Con l'aiuto della tecnologia sono *"tornato indietro nel tempo",* ho avuto un incontro dialogo con Elvis, ho presentato alla platea il quadro clinico di Presley, sono *"entrato"* nel suo ultimo concerto dove era appesantito e sofferente, e si capiva che lo scompenso metabolico lo stava distruggendo.

L'ho convinto (dopo le relazioni introduttive di alcuni illustri colleghi) a provare una terapia innovativa portata dal futuro, una terapia con insulina basale + analogo del GLP1. Ma

gli ho anche detto che solo cambiando stile di vita oltre alla terapia si poteva salvare. L'abbiamo visto farsi sostituire da un sosia, ed infine con un ultimo colpo di teatro l'ho incontrato oggi, ancora in vita, un vispo ottantenne, solo appena *"originale"* nella sua somiglianza a Presley e solo un po' fissato nel voler cantare My Way, *"alla maniera di".*
Ovviamente l'impatto nel presentare un caso clinico ed una terapia innovativa in questo modo è stato molto forte.

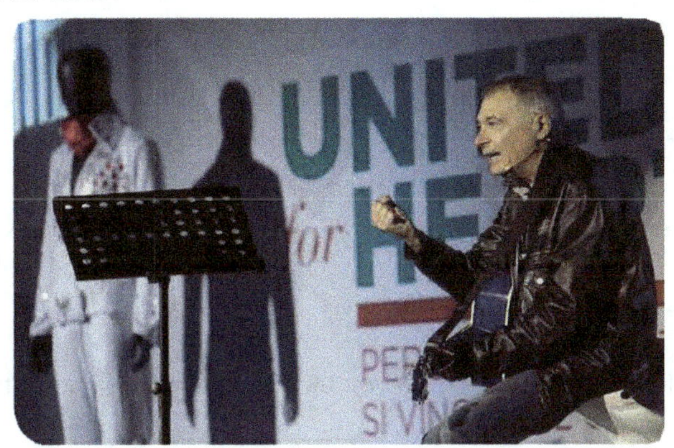

- Giordano in My Way

MY WAY. (The new Therapy sound good).
Un caso clinico particolare.
di Renato Giordano
(Luci tipo della ribalta. Motorizzati in movimento. Occhio di bue. In controluce, di spalle, una persona seduta.)

CASO CLINICO: PRIMA PARTE INTRODUZIONE.

(Questi dati passano su schermo, diapositive da relazione congressuale).
E. P., anni 42.
 Professione artista.
È Diabetico tipo 2 da almeno sette anni. Pessimo stile di vita.
Fa abuso di alcolici, psicofarmaci e droghe.
Modico fumatore.
Sovrappeso.
Peso 120 Kg.
Altezza m 1.80.

BMI < 37 Kg/m2
Glicemia 245
Emoglobina glicata 9,0 %
Colesterolo 289
Trigliceridi 430
HDL 40.
PFG ok
PA 160/90

Nell'anamnesi troviamo che già 6 anni prima c'era stato un ricovero d'urgenza, per *"cataratta"* in cui viene segnalata la retinopatia diabetica.

Da tre anni, a seguito della morte della madre a cui era molto legato, entra in depressione.

Eccesso di Alcool e psicofarmaci. Per l'ansia ingurgita anche di notte quantità enormi di cibo spazzatura: junk food, hamburghers, cipolle fritte,sottaceti, bacon, burro di arachidi, merendine.

Trangugia litri di coca cola da enormi bicchieri colmi di ghiaccio tritato che sgranocchia rumorosamente sotto i denti.

Ha riduzione della libido e comincia a lamentare D. E.

Forse anche per questo da poco, P., la giovanissima e bella moglie, decide di divorziare.

Si prescrive terapia in sequenza con vari antidiabetici orali, più la terapia antiipertensiva, dislipidemica ...

E molti (troppi) psicofarmaci.

Ma la metformina gli da problemi gastrointestinali e le sulfaniluree gli acuiscono le ipoglicemie. Non perde peso, anzi peggiora ulteriormente lo stile di vita ed aumenta ancora il peso.

Nella sua villa di G. negli ultimi tempi confessa che è un susseguirsi di orge e pessima gestione di se stesso con abuso di psicofarmaci.

Nonostante le insistenze dei medici, non è compliante, non si cura come dovrebbe. Per il diabete non si imposta una strategia terapeutica ben decisa. I medici prescrivono a tentoni tutti gli antidiabetici orali che sono usciti sul mercato.

Caso Clinico, SECONDA PARTE.

Sono passati alcuni mesi. Ma E. P. diabetico, non è aderente. Il quadro clinico non migliora.
Glicemia 265

Emoglobina glicata 8,8%
PA 150/80
Peso Kg 129
BMI < 41 kg/m2

Il peso aumenta ancora. Per esempio questa è una colazione standard, tre cheese burger e sei banana splits, cioè banane con gelato di vaniglia e cioccolato caldo.
Anche gli altri valori non hanno avuto grosse variazioni. I medici vogliono provare anche con l'insulina rapida.

Ma lui non vorrebbe perché ha paura delle ipoglicemie in particolare durante i concerti. La salute peggiora, chi si aspetta una carica speciale nelle sue interpretazioni trova solo canzoni sdolcinate e ritmi lenti. Niente più rock sfrenato e chitarre rotte. Quasi non riesce a muoversi.
L'insulina è inevitabile.

Caso Clinico, TERZA PARTE

Ma chi è **E. P.**? Si è lui, forse l'avevate capito, il Re del Rock & Roll!
Il numero uno: Elvis Presley!!!!
(Far vedere un' immagine di Elvis classico).
È Nato l'8 gennaio 1935, è il più grande mito del rock.
Oggi nel 2021 avrebbe 86 anni.
(n.b. La data si cambia col passare del tempo)
È il giorno del suo ultimo concerto.
(Immagine)
Elvis lascia Memphis a bordo del suo jet personale nel pomeriggio del 10 giugno 1977 ed atterra ad Indianapolis verso le 18. Poi si sposta alla Market Square Arena, sono le ore 20.
"Avevo il cuore che batteva a mille" racconta una spettatrice.
Ecco uno stralcio da una Recensione di quel concerto:
"La domanda comune è, naturalmente : ha perso peso? Il suo concerto di due anni fa, sempre qui ce lo aveva mostrato sovrappeso, malaticcio e quasi in letargo. E mentre le luci dell'arena si abbassavano dopo l'intervallo, in attesa della sua uscita, avevi quasi la sensazione di sentire una preghiera silenziosa che attraversava il pubblico.
"Per favore Elvis non essere grasso".

(Immagine in foto).

"Elvis è in ottima forma e canta meravigliosamente".
Ha esclamato il comico Jackie Kahane prima dell'entrata di Elvis ai 18.000 fan entusiasti e sudati che hanno riempito la Market Arena.
Il concerto inizia con le note di *"2001 odissea nello spazio"* poi rullo di batteria ed Elvis entra, è vestito di bianco con una blusa dorata tutta lustrini.
(Fare sentire il brano intro. Immagini di Elvis in quinta che si prepara ad entrare in scena, poi musica tipo Blues Brothers. That's all right. Esiste di repertorio).
Quando è apparso in un abito bianco e oro con gli stivali bianchi, riempiendo di energia il palcoscenico, c'è stato un respiro di sollievo di tutti. A 42 anni Elvis si porta su ancora un bel po' di peso extra specialmente nella parte centrale del corpo, ma ciò non gli ha impedito di dare al pubblico uno spettacolo nel più classico stile Presley".
(Immagini del pubblico e flash).
Immediatamente la sala si è illuminata di centinaia, anzi migliaia, di flash di macchine fotografiche, uno spettacolo incredibile durato alcuni minuti.
Mentre canta *"Are you lomesome tonight"* si asciuga il sudore e lancia i foulard al pubblico che subito gli vengono rimessi intorno al collo da un assistente.
(Immagini del lancio su musica).
È il suo ultimo Concerto. Lui in fondo al cuore sente che è l'ultimo, l'ultimo show di quella tournèe, l'ultimo col suo pubblico. Canta col cuore in mano, al punto da commuovere i suoi musicisti ed il pubblico.
Dopo presenta suo padre che sale sul palco e poi la Band ... *"Mio padre Vernon!".*
(Mandare le immagini corrispondenti).
Elvis quella sera è un pò strano, una signora del pubblico dice : *"sembra ubriaco."*
Durante *"Love me tender"* perde il controllo e tira troppo per le lunghe la parte di intermezzo con le ragazze ...
(Immagini).
Poi parte l'intro di *"My way"* e lui dice:
"Questa è una bellissima canzone che non ha nulla a che fare con la mia situazione personale. Mi piace cantarla, tutto qui."
(Inizio di My Way).
Inizia a cantare ma dopo quella premessa le parole arrivano come massi:
"E adesso la fine è vicina
E vedo scendere l'ultimo sipario".

Sembra commosso, tiene gli occhi semi chiusi,

suda moltissimo.

(Far vedere queste immagini del viso di Elvis in primo piano, si trovano su you tube).

Prima di cantare il brano conclusivo saluta,e

in tono profetico dice:

"Thank you very much.

Grazie signore e signori.

Voglio dirvi che questo è l'ultimo concerto del tour e non avremmo potuto chiedere un pubblico migliore.

È veramente valsa la pena venire qui.

Se ci volete ancora fatecelo sapere, e se il cielo vorrà torneremo a trovarvi."

Scompare dal palco mentre la musica continua e dopo pochi minuti arriva l'annuncio, che è sempre lo stesso alla fine di ogni concerto di Presley:

Signore e signori

Elvis ha lasciato l'edificio!

Le cose si mettono male allora **DECIDO** di Tornare al passato. Fingo di essere un giornalista di una rivista musicale tipo Rolling Stones e riesco ad intervistarlo.

(Cambio luci. Vanno ora le immagini dell' INTERVISTA,incontro col medico).

ELVIS: Buongiorno a tutti ! Adesso mi siedo e cominciamo l'intervista …. ecco sono pronto. Prima di tutto mi dichiaro innocente, signori della corte.

RENATO: Buongiorno, ma questa non è una intervista, lo ammetto, io sono un medico, un diabetologo.

ELVIS: Ah. Io ho già un medico, il dottor Nichopoulos.

RENATO: Io diciamo, sono un po' diverso, io vengo dal futuro.

ELVIS: Un extraterrestre? Un po' come lo sono io.

RENATO: No, solo un medico e vengo dal furuto.

ELVIS: Preferisco il presente, questo 1977. Già mi piace molto meno questo periodo rispetto agli anni cinquanta.

RENATO: Come si sente?

Sta facendo in modo preciso la cura per il diabete?

ELVIS: Ho problemi con tutte quella compresse e poi devo già prenderne troppe altre. È colpa anche loro se sono gonfio, e se mi sento talmente confuso da non ricordare le parole delle canzoni.

Nella mia vita ho imparato molto presto che senza canzoni il giorno non finirebbe, senza canzoni un uomo non avrebbe amici, senza canzoni la vita non avrebbe senso ... ed è proprio per questo che continuo a cantare!

RENATO: La terapia che deve fare è insulina...

ELVIS: Non voglio tutte quelle punture di insulina, mi sono già rifiutato di farla, mi farebbe ingrassare ancora di più e avrei problemi maggiori ai concerti.

RENATO: Mi faccia finire, deve fare una sola insulina la sera dopo cena, o dopo il concerto, ... e poi deve fare un'altra puntura di un nuovo composto, un farmaco che si chiama analogo del GLP 1 (o una compressa di glifozina).
Vedrà che il quadro migliorerà, però va anche cambiato lo stile di vita.

ELVIS: Questo posso farlo solo fuggendo dalla mia vita ... la vita del re del Rock' n' Roll.

RENATO: E lo faccia.

ELVIS: Impossibile, dovrei farmi sostituire ....

RENATO: E perché no ... il mondo è pieno di sosia di Elvis.

ELVIS: Giusto, mi farò sostituire per un periodo da un mio sosia.
Fino a che non mi sarò disintossicato.
RENATO: Perfetto.
(Fine fllmato e cambio luci. Si torna alla Narrazione.
Secondo fllmato in cui vediamo Elvis che si fa sostituire da un sosia).

Elvis si fa sostituire da una controfigura, ma il giorno della ripresa dei concerti due mesi dopo, il 16 di agosto, il suo sosia viene trovato morto nella villa di Graceland a Memphis. Da 35 anni milioni di persone si chiedono se Elvis è davvero morto. E dal giorno stesso della morte si è sparsa la voce che fosse tutta una montatura.
Moltissimi sono gli avvistamenti a tutt'oggi di un signore anziano in carrozzella o in incognito come turista a Graceland, che è proprio come Lui. Così come tanti erano i dubbi che dal primo giorno tutti hanno avuto : dalla identità della persona nella bara che non corrispondeva perfettamente ai suoi lineamenti, né al peso della persona che non corrispondeva a quello di Elvis, fino ad altre prove o indizi, perfino il nome sulla lapide...
(Brano Calling Elvis dei Dire Straits).
Noi sappiamo la verità: **THE PELVIS** c'è ancora, grazie alla nuova terapia.
Ancora oggi circola la leggenda che Elvis sia ancora vivo.

Anziano, camuffato, dopo aver cambiato vita ...
Forse dopo aver sconfitto, dico io, l'obesità ed aver migliorato il suo stile di vita, ed il compenso del Diabete.
Ma come è potuto accadere questo miracolo?
Con un **RITORNO AL PASSATO** di un diabetologo di oggi che lo ha incontrato e convinto in una notte di mezza estate, a cambiare stile di vita ed iniziare una terapia innovativa, disponibile nel mondo solo dal 2013. Dopodichè si è fatto sostituire dalla sua controfigura /sosia unico modo per riuscire a cambiare stile di vita: smettere i concerti, e vivere come una persona normale.
(Immagini : trarle dal fllm Bubba Ho Tep).

Chi lo ricorda come era nel 1977, volto tumefatto, corpo appesantito, talmente confuso da dimenticare le parole delle canzoni, gonfio, oggi non lo riconoscerebbe: è un bel vecchietto, in una casa di riposo per anziani benestanti, un signore di 78 anni tonico, con aria furbetta, appena sovrappeso forse, l'unico punto negativo è che, ahimè, somiglia un po' a Bobby Solo e a Little Tony porta dei basettoni fuori moda e canta sempre My Way, ma per il resto tutto ok, sembra Uno dei tantissimi fan del grande Elvis the pelvis.
È diabetico da molto tempo ma mantiene una buona compensazione grazie alla terapia combinata innovativa.

È sereno, ed aspetta l'annuncio, che è sempre stato lo stesso alla fine di ogni suo concerto:
Signore e signori
Elvis ha lasciato l'edificio!
(**BUIO e musica My Way**)

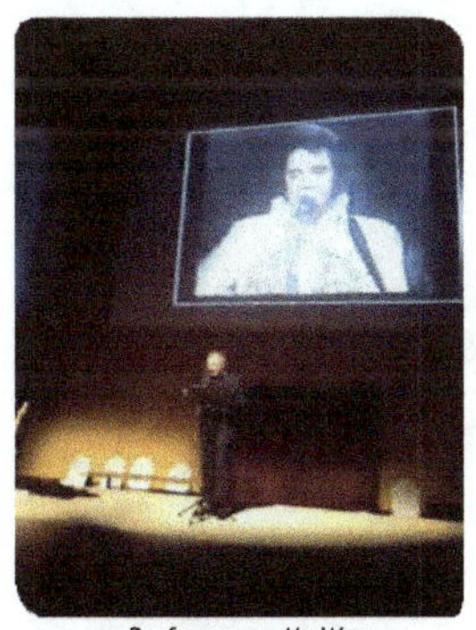

- *Performance My Way*

Questo Caso clinico mi ha dato molta soddisfazione ma ancor di più mi fa piacere vedere che sempre più spesso vengo chiamato a svolgere relazioni scientifiche in Eventi Congressuali importanti in Italia ed all'Estero con il mio metodo. Dopo alcune relazioni frontali una relazione come le mie TBM è sicuramente un valore aggiunto ed è un modo moderno ed innovativo di fare una comunicazione scientifica.

BANGKOK SENZA RITORNO

UN ALTRO CASO CLINICO.

(Musica : Roma-Bangkok di Baby K. e Giusy Ferreri che torna più volte).
Un altro caso clinico che ho recentemente presentato in vari congressi è quello di **K. H.** Il
protagonista di questa storia vera si chiama Kiko, il figlio della famosa Ira Fustemberg,
Lui è un principe Hohenloe e sono imparentati con gli Agnelli. Che dire di più.! K. Conduce
una vita sregolata. Gli viene fatta diagnosi di diabete di tipo 2, mentre il suo peso aumenta.
(Passa una diapositiva con i valori ematici:
Glicemia 256, emoglobina glicata 10.2, colesterolo 290, etc).
Si cura come dice lui, tenta rimedi naturali tipo zenzero, cannella, etc.
Poi decide finalmente di perdere peso e disintossicarsi andando in una clinica in
Thailandia....
Si ricovera in una clinica dove lo mettono praticamente a digiuno per un periodo di circa
10 giorni, poi è il momento di ripartire...
1.
*(All'Aeroporto di Bangkok Rumori fondo di Aeroporto che diventano China girl di
David Bowie).*
"Passaporto".
  "Ecco".
  "Da dove viene, Sir?".
  (Chiede l'impiegato della dogana.)
  "Germania".
  "Nome?"
  "Christoff Hohenloe".
  "Okay. Aspetti un attimo.
  (Si concentra in una veriflca sul computer.)
  Ha altri bagagli?"
  "No".
  "Quanto tempo è durato il suo soggiorno in Thailandia?"
  "Due settimane".
  "Scusi, metta così le due dita e le appoggi su questo schermo, grazie. *(Kiko lo fa).*
  "Scopo del Viaggio?".
  "Vacanza e cura".

"Che tipo di vacanza?"

"Quanti tipi di vacanze ci sono?"

"Vedo che è stato in Thailandia e qui a Bangkok, molte volte...

(Sfoglia pigramente il passaporto.)

... Anche quest'anno".

"Già."

"Si è trovato bene? Scommetto che si è trovato benissimo".

"Non c'è male. Ma ho una domanda, perché ci sono così pochi gabinetti in questo aeroporto".

"Lei è un signore molto spiritoso.

In quale parte di Bangkok ha alloggiato?"

Ma che devo dire a questo?- pensa-. Che ho abitato a Pat Pong, all'Hotel Dusit Tani, all'Oriental, o in un centro commerciale? -Tutti i turisti stanno lì.

"Per caso ha abitato in un centro commerciale?"

Mi sta rivoltando tutto il bagaglio a mano.

"Mica sono un balordo, o uno spacciatore!".

(Kiko cominciava ad innervosirsi.)

"Lei mi deve seguire, c'è un piccolissimo problema col suo passaporto".

"Cioè?"

"Il funzionario le spiegherà. Grazie."

2.

Aspettando il funzionario buddista della dogana Kiko pensava che i tre thè freddi al limone, pieni di zucchero e ghiaccio inquinato avevano fatto effetto e doveva spandere acqua e poi pensava che le cose negative erano iniziate la sera prima quando si era reso conto che il suo visto era scaduto da cinque giorni.

Avrebbe dovuto andare in ambasciata per farlo rinnovare e intanto chissà quanti giorni sarebbero passati. Che rottura!Allora non ci aveva pensato due volte e aveva fatto una piccola correzione a penna, il giorno 13 era diventato 18, tanto nessuno se ne sarebbe accorto, e poi chi se frega, di questi tailandesi di merda, pensò.

Poi era uscito ed era andato nel suo locale preferito, il Climax Club.

Passando prima per il Centro massaggi erotici Ankara.

Arrivato al Climax Club si era immediatamente infilato nella toilette, gli scappava... trasferendosi subito dopo al bar. Non si sentiva bene, allora aveva pensato di non prendere alcolici ma un nam menau, una bibita dolce a base di succo di lime. *(Musica)*.

Nel locale l'aveva accolto un pezzo musicale famoso "One night in Bangkok" di Murray Head, roba degli anni ottanta. Poi di colpo le luci avevano preso un colore rosso e come per miracolo dovunque erano spuntate frotte di ragazze con minigonne sexy.

Gli veniva voglia di lanciarsi in mezzo alla pista da ballo cercando di fiutare l'odore dolciastro della cipria di Chom, detta Lucky, la sua Thai preferita, ma lei quella sera non ci stava, e lui si sentiva debole.

La musica era diventata una Thai Disco Pop insopportabile, dal ritmo demenziale..

Alcuni Farang infoiati si agitavano.

Che volgarità. E Chom Luky non c'era.

Sawasdee gli aveva detto l'ultima volta salutandolo.

Voleva dire Addio o Arrivederci?

Meno male che stava per ripartire.

Uno gli attacca bottone.

"Ehi amico…Senti ma, in questo cesso di posto, che vuol dire Farang?

Quando me lo dicono mi offendono?"

"È solo il termine con cui i thailandesi chiamano gli occidentali."

"Ah.Sei un cliente affezionato?"

"Ci vengo spesso qui."

"Spesso quanto?"

"Ogni anno. Anche più volte."

"Allora sei conosciuto alla grande dalle girls?"

"Pago bene. Tariffa completa, sempre. Anche se non consumo".

"Sei un tipo davvero simpatico. Sei forte."

"La cosa bella è che me ne scelgo due o più per volta,

così è sempre uno spasso."

"Giusto. Però tu non è che sei proprio in forma, te lo posso dire?O ti offendi?"

"Per questo dico sempre, tu sopra tesoro, non vorrei spiaccicarti."

(L'altro sembra apprezzare la risposta e RIDE).

"Da qualche tempo ma ho anche iniziato a prendere peso, in maniera eccessiva. Quando me ne sono reso conto È stato come guardare la catastrofe al rallentatore, ho visto il mio corpo diventare più grosso, non mi piacevo più, mi sono lasciato andare, poi mi hanno consigliato l' orlistat, la sibutramina, ma niente.

"La Coca!"

Sono appena uscito da una clinica per dimagrire. ho iniziato un percorso di mistico, il mio sogno tibetano..."

Il tizio, che nella vita fa l'idraulico, non l'ascolta più e pian piano si gira dall'altra parte del bancone dove da un po' c'era appollaiata una delicata ragazza, tipo china girl, alla quale offre da bere.

(stacco)

Il funzionario aeroportuale,che aveva un dente d'oro, gli spiegò che il suo visto era stato falsificato e quindi era costretto a farlo arrestare in attesa di ulteriori accertamenti ed indagini. Ma lui non riusciva a concentrarsi su quello che gli stava dicendo perché era distratto dal riflesso inquietante di quel dente d'oro e dal bisogno di svuotare la vescica.

 Si rese conto di quello che gli stava succedendo solo qualche ora dopo quando già si trovava in carcere.

3.

Ed in carcere, tre giorni dopo, finalmente riesce ad incontrare il suo avvocato nel parlatorio.

Vuoi sapere come è la cella in cui mi tengono?

Che ti devo dire? Per arrivarci bisogna percorrere un corridoio buio a mollo nell'acqua che odora di gabinetto. Poi ai piedi di una lunga scala devo voltare a destra dove in un angolo hanno la loro tana dei topi grossi e lenti. Quanto grossi? Ce ne è uno che è grosso come un porcellino. A destra e sinistra ci sono delle porticine piccole con lucchetto, che sembrano entrate di ripostigli più che celle.

Poi a sinistra una cella più grande, con pareti metà in cemento, metà in travi, tre metri e mezzo per tre. Il pavimento è di cemento grigio.

Vuoi ancora sapere come mi trovo?

L'aria è fresca ed umida, e il sudore anche se continua a gocciolare giù per la schiena, non da fastidio, perché non è caldo.

Sto di schifo, ecco come mi trovo, non ce la faccio a resistere!

Non mi sento bene. Non riesco a mangiare.

Quel riso di merda....

Tiratemi fuori di qui!

Subito!!!!

Ehi voi.

Non mi sento bene portatemi da un medico.

Che cazzo mi guardi con quello sguardo ebete.

Parte del tempo si trascorre in un cortile all'aperto circondato da bracci di celle disposte a rettangolo.

Sembra un campo profughi, con asciugamani e pezzi di stoffe, cibo cucinato su piccoli fornelli, ci sono anche i posti più ambiti.

Quelli più lontano dalle zanzare.

Le zanzare divorano vive le persone.

Voglio un medico!!!"

4.

(Dal Medico)

Lo portano dal medico del carcere.

Un infermiere gli rivolge le domande ed evita accuratamente di guardarlo, poi entra il dottore, e non si preoccupa di chiudere la porta. Il dottore al quale brilla in bocca un dente d'oro... Era la seconda persona a cui notava un orribile dente d'oro. Cosa voleva dire?

"Si cali i calzoni."

(Kiko Guarda verso la porta.)

"Si cali i calzoni ho detto".

"Ma perché? I miei disturbi sono altri. Ho strani dolori, una incredibile spossatezza. Ho sete. Ho degli strani dolori alle gambe ed alle braccia. Sono diabetico. Si, anche iperteso."

(Il dottore si inflla i guanti con aria indifferente e schifata.)

"Sente qualcosa dottore? Il mio problema è il diabete."

"Faccia un respiro profondo", dice il dottore.

Gli caccia un sondino su per l'uretra.

Il dolore improvviso e strabiliante gli strappa un gemito.

Il dottore fa una smorfia che è quasi un sorriso.

"Dottore cos'ho?"

"E come faccio a saperlo! Una balano postite è sicura. Anche i condilomi"

"Cioè? Devo uscire di qui immediatamente."

"Lei ha fatto un sacco di stupidaggini,"

Disse scrivendo qualcosa sulla cartella.

Si alza, apre un cassetto, tira fuori una scatolina e la lancia con disprezzo verso Kiko.

"Prenda questa. Lei è un farang famoso e sicuramente dipendente dal sesso,che fa regolari viaggi a Bangkok.

Si prenda dei preservativi magari potrà evitare altri danni.

La visita è finita".

5.

(In cella)

Mi sento sempre peggio. Questa notte è stata piena di incubi.

Ho sognato che ero andato in un tempio. Sull'altare di pietra verde c'erano due statuine smaltate. Una raffigurava una donna nella posizione del loto, solo le labbra e gli occhi erano dipinti.

L'altra raffigurava un uomo dai colori elaborati.

La donna è lo spirito della terra che aleggia sulle atrocità del mondo,

ed è annidato come l'umidità nella palme ai piedi di quella grande

pietra verde.

Nel sogno percorro la strada fangosa nella giungla, attraversando ponti riparati alla bell'e meglio, finchè il dente d'oro luccicante di un poliziotto balena di colpo davanti a me.

Supero case abbandonate, tronchi d'albero, così saturi d'umidità da poterli strizzare come spugne e, tendoni di verdi foglie sfrangiate imbracati da cartucciere di noci rossastre, più rosse del culo di un babbuino, e così arrivo alle scale bianche, ma lì non mi riesce di salire.

Un sogno, che sembra davvero un cattivo presagio.

Non riesco più a capire se sono sveglio o se sto' dormendo.

Il mio Diabete mi sta fottendo ...

Eppure ero venuto in Thailandia solo per perdere un po' di chili di troppo, in quella splendida clinica .....

Guarda che bella farfalla colorata. Come ha fatto ad entrare qui dentro?

Chissà perché le farfalle amano il sangue.

La bellezza della farfalla è una sorta di vendetta che mi lascia

incredulo e incapace di capire.

Una volta ho visto una farfalla che si era andata a posare su una goccia

di sangue che usciva dalla bocca di un pesce e beveva.

Io sono una farfalla in mezzo a tante scimmie.

Kiko prova una sensazione di grande benessere.

Era tutto perfetto se non fosse per un dolore sordo al petto.

Piega le braccia come fossero le ali di una farfalla.

E chiude gli occhi per sempre.

Sawasdee, Kiko.

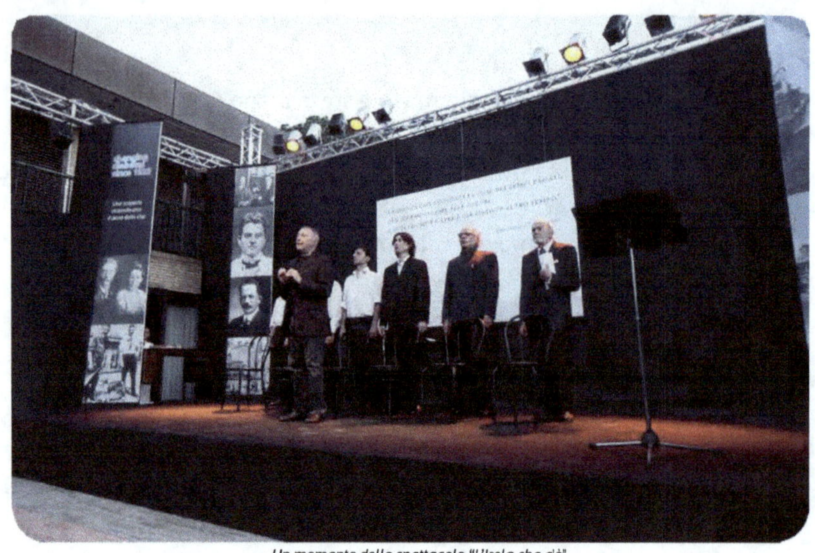

- Un momento dello spettacolo "L'Isola che c'è"

L'USO DI ATTORI NELLE SIMULAZIONI.

Specialmente nei paesi anglosassoni sono stati introdotti gli attori per fare le simulazioni realistiche dei comportamenti dei pazienti. In America molti simulano anche bene i segnali fisici della patologia. Sempre di più vengono utilizzati per la formazione ed all'interno degli esami della facoltà.

Recentemente anche in Francia sono stati fatti stanziamenti ingenti in questo senso. 1,5 miliardi di euro erano stati stanziati dal presidente Hollande per effettuare corsi di formazione ad hoc per medici con l'utilizzo di attori professionisti nell'ambito del piano nazionale anti cancro.

Non voglio andare in controtendenza ma per quanto riguarda i meccanismi di comunicazione non è un utilizzo che va bene. Ed addirittura come simulazione non ritengo sia corretta. E vado a motivare. Noi stiamo imparando tutte le problematiche e le tecniche della scena e stiamo capendo come una delle cose che non vanno bene è che uno dei due attori che si trovano davanti vada a copione ed un altro utilizzi l'improvvisazione.

È una tecnica mista che non funziona proprio perché non sono uguali le tecniche usate ed i livelli di comunicazione. L'attore fa una simulazione della realtà che ha imparato tecnicamente a riprodurre, il medico in teoria non simula ma vive, pur sapendo che si trova di fronte ad una simulazione.

Quindi non sarà mai se stesso, perché si comporta come quell'attore amatoriale che fa il **RP** per gioco.

La necessità della comunicazione medico paziente, se si fa una analisi storica, in realtà è una cosa degli ultimi tempi. Anche se medici illuminati ne hanno fatto da sempre un loro punto di forza.

D'altronde nel giuramento di Ippocrate non se ne fa cenno, anzi il medico di Kos dice di celare la maggior parte delle cose che riguardano il paziente, e d'altronde il medico doveva essere onorato non come mortale, poiché aveva ricevuto la sua autorità dalla divinità.

Ancora recentemente, il mese scorso, su una rivista medica, leggevo un articolo in cui ci si lamentava del fatto che il medico non fosse più al centro...e che al centro ci fosse il paziente!!!!

La vita è una mediocre narratrice , parte a casaccio, di solito molto prima del climax, procede a tentoni, e non porta al colpo di scena finale, che è una offesa alla verosimiglianza.
(W: Somerset Maughan)

Capitolo 10

TESTI TEATRALI TRA VITA E MEDICINA. RECITARE LE MIE OPERE ORIGINALI

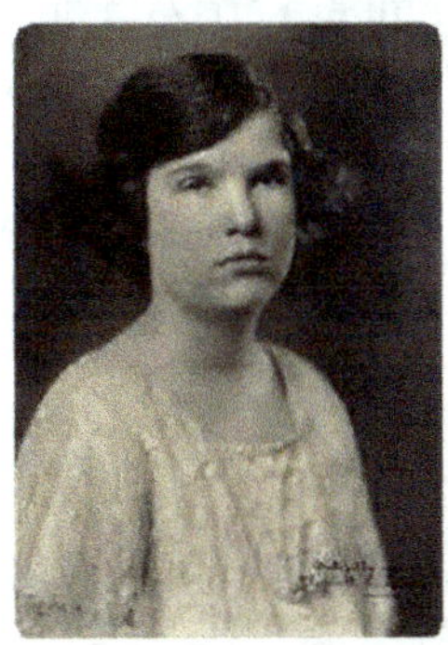

"È il primo dottore di tutti quelli che ho conosciuto che mi ha fatto una domanda del genere."
"Allora?"
"Bene, tu mi piaci dottore!"
"Anche tu mi piaci signorina."

da La Storia di Elisabeth

L'ISOLA CHE C'È. (Commedia in due atti)

Come ho accennato in uno dei capitoli precedenti ho scritto alcune commedie con tema la medicina. In particolare *"L'Isola che c'è"*, un testo teatrale che racconta la scoperta dell'insulina, attraverso la storia degli scienziati, vincitori del premio Nobel, Banting, e Mac Leod. *"L'isola che c'è"* è stata rappresentata più volte con successo.
È una storia avvincente e piena di colpi di scena, centrata sulla figura eroica e romanzesca di Frederich Banting, lo scopritore dell'insulina.
Ecco il monologo iniziale della storia, recitato da Banting, brano che ho ripreso dalle vere memorie del medico canadese:

FREDERICK BANTING: A me è successo: stavo sbuffando ed arrancando sopra il mio treno su per la collina, ed il motore pur andando a tutta forza era lento e impantanato nella fanghiglia ed allora, sono saltato su di un'altra locomotiva, che andava in senso inverso, ho impresso una ulteriore accelerazione alla mia vita ed ho cominciato ad andare veloce su di un morbido, nevoso manto stradale.
Il potere o le capacità non servono a niente se non si corre sulla strada giusta. Le persone hanno diverse possibilità di arrivare al potere o di fare le cose migliori. Ma la domanda che ci si pone sempre è: siamo sulla strada giusta?
Il nostro viaggio è quello che doveva essere, o stiamo sbagliando direzione?
Il nostro tempo è determinato, ed è difficile da misurarsi, scorre via ma scorre sulla strada che è stata segnata dalla locomotiva che noi abbiamo scelto. Questo non va mai dimenticato. In una notte d'insonnia, quando pensavo ai miei debiti, a quanto fossi infelice, e non mi riusciva d'addormentarmi, ebbi l'idea che avrebbe cambiato la storia del diabete.

Stavo leggendo un articolo pubblicato su una rivista medica che mi era arrivata quel giorno, dal titolo "La relazione tra le isole di Langherans ed il diabete in un caso di litiasi pancreatica" scritto da un certo Moses Barron.
Tra le varie cose diceva che chi aveva un danno delle isole di Langherans diventava diabetico e che il danno era un danno da

ostruzione....

Banting, Best, MacLeod e Collip sono i quattro protagonisti principali di questa storia che sembra una fiction. E dell' *"L'isola che c'è"* ho preparato varie versioni, una che prevede 15 attori in scena, una con meno interpreti ma con la presenza dei musicisti dal vivo, un'altra io da solo sotto forma di monologo, etc, per permetterne la realizzazione della messinscena in qualunque contesto. E per tornare a questa commedia ed ai suoi contenuti, gli spettatori si stupiscono quando seguono la storia. Su tutti i personaggi svetta la figura di Banting, l'eroe positivo ma con tanti difetti, che finirà per regalare al mondo il brevetto della formula dell'insulina al prezzo simbolico di un dollaro!!!!

FREDERICK BANTING: Ho deciso. Io, Best e Collip cediamo il brevetto dell'insulina all'Università di Toronto. Noi uomini siamo troppo fragili e questa è una scoperta di cui deve avvantaggiarsi l'intera umanità non pochi uomini.
E lo vendiamo alla cifra simbolica di Un Dollaro.

Il suo antagonista è il prof. McLeod, il cattedratico, il "Barone", che inizialmente non crede ai possibili risultati della ricerca:

BANTING: Se l'Università di Toronto dovesse ritenere che i risultati ottenuti non siano sufficienti per garantire una decente prosecuzione degli esperimenti, allora mi sposterò dove si riterrà che siano meritori di un supporto.

MACLEOD: Fino a prova contraria ... Io sono l'Università di Toronto!
È bene che vi sia chiaro. E per me questa ricerca non è più importante di qualunque altra ricerca che in questo momento è in corso nel mio dipartimento.

BANTING : Io ho impegnato tutto quello che ho al mondo in questa ricerca, che voglio continuare. E se lei non provvederà a darmi quello che ho chiesto, io me ne andrò dove me lo concederanno.

Poi Macleod cede all'entusiasmo di Banting e gli affianca oltre a Best anche Collip. Infatti Banting finirà per dividere il mezzo premio Nobel, con Best, mentre Mcleod lo farà con Collip...

BANTING: E poi non è possibile escludere Best dal premio Nobel, lo merita anche lui, e più di quel vecchio porco di Macleod..

Capisco, accetterò. Però voglio almeno dividere il premio con Best.

Per cortesia invia un telegramma al comitato del Nobel e poi diffondilo via stampa. Ecco il testo:

"Per favore leggere il seguente ad ogni pranzo o meeting. Stop.

Io riconosco a Best pari dignità nella Scoperta. Stop.

Dispiaciuto che non sia stato riconosciuto dal Nobel. Stop.

Dividerò il premio economico con lui. Stop".

L'Annuncio del premio Nobel che verrà dato da un articolo scritto sul giornale di Toronto da un giovane cronista che si chiamava Hemingway, si, sto parlando proprio del grande Ernest!!

NARRATORE: E lui che chiude dicendo "... *Un miracolo!*" E a quelle parole parte una standing ovation interminabile che, a quel che mi hanno riferito, in nessun' altra occasione della storia della medicina si è registrata.

Sembra che la fortuna arrida a Banting, mentre Macleod decide di lasciare Toronto, non sopportando le liti con Banting, e tornare nella natia Scozia.

NARRATORE: Macleod lascia l'Università di Toronto nel 1928 e torna a casa col titolo di regio professore dell'Università di Abeerdeen. Molti pensano che il ritorno in Scozia sia da collegarsi ai continui conflitti con Banting ed alla tensione che avevano creato, anche se potrebbe essere semplicemente una normale, anzi naturale, evoluzione di una carriera. Greenaway e Collip lo accompagnarono alla stazione il giorno della partenza.

MACLEOD: Maledizione!
(Macleod appoggia in terra le sue elegantissime valigie di cuoio).
GREENAWAY: Il treno è in ritardo?
MACLEOD: Quasi un'ora, che noia.
GREENAWAY: Già. Preferisce tornare a casa ad aspettare?
MACLEOD: No, non mi piacciono le partenze abortite.

Il biglietto intanto lo vado a prendere.

COLLIP: Assolutamente no. Ci penso io professore.

(Va di corsa verso la biglietteria.)

MACLEOD: Facciamo quattro passi.

Pensi che saranno al sicuro là le mie valigie.?

GREENAWAY: Certo.

MACLEOD: Quanto sono diverse le stazioni di qui rispetto a quelle europee.

In Europa scomparirebbero dopo due minuti. Fumiamoci una sigaretta.

GREENAWAY: Lei torna a casa dopo aver realizzato un sogno.

MACLEOD: I propri sogni è bene viverli giorno per giorno, senza pensare di averli raggiunti.

Altrimenti viene la sazietà. O il dolore da vuoto che è peggio.

GREENAWAY: Secondo lei, qual è il sogno di Banting.?

MACLEOD: Un sogno con il sapore dell' incubo, spero.

*(Si sente il treno).*Ecco il treno.

(Torna Collip portando trionfante il biglietto del treno.)

COLLIP: Il biglietto, professore.

MACLEOD: Grazie, Bert.

COLLIP: Un altro treno che parte.

(Greenaway lo vede scrollarsi i vestiti prima di entrare in carrozza).

GREENAWAY: Allora ...Buon viaggio Professore. Cosa sta facendo?

MACLEOD: Mi sto togliendo di dosso lo sporco di questa città.

(Il treno sbuffando inizia muoversi.)

NARRATORE: Macleod ricevuto ed accolto come un grande in patria, non volle più tornare a parlare di quei giorni e si spense a 59 anni nel 1935, provato da una severa condizione artritica.

Ma incredibile, ed eroica, è anche la morte di Banting.

All'inizio della seconda guerra mondiale, lui, che era già stato un eroe della Prima Guerra, con tanto di medaglia al valor militare, torna ad arruolarsi, occupandosi di guerra chimica, ma viene sabotato dai servizi segreti tedeschi l'aereo che lo sta portando in Inghilterra.

NARRATORE: Banting fece un primo viaggio nel 1940 a Londra, e poi di nuovo stava tornando a Londra nel 1941 su di un bombardiere Hudson quando questo si schiantò al suolo mentre solcava il cielo di Terranova.

(Si sente un rumore sordo, un tonfo.)

L'aereo precipita nel buio invernale delle isole Newfoundland. Due degli occupanti,

William Bird e William Snailham muoiono sul colpo. Il pilota Machey è illeso, ma ha perso conoscenza per circa un'ora. Si risveglia.
Intorno il silenzio, solo la neve scende quietamente.
La scena è surreale, con l'incredibile irrazionalità di un sogno o di un orrendo incubo.

PILOTA: Ragazzi? Rispondete! Come state?...Will Snailham!? Bill Bird!! Maggiore Banting? Qualcuno mi sente? Maggiore lei è vivo! Grazie al cielo! Mi faccia vedere. È ferito, credo che abbia il braccio rotto ... ma l'importante è essere vivi.

BANTING: Grazie, lei è molto gentile. Ma scusi ho da fare. Allora, signorina, dobbiamo scrivere una lettera al Dottor Collip, poi un'altra al Ministero della Salute.

PILOTA: Noi abbiamo subito un incidente aereo.

BANTING: E non ci dobbiamo dimenticare di rispondere a quella donna, che vuole dei consigli sulla somministrazione dell'insulina...

PILOTA: Il mio vice, Snailham è lì morto all'entrata della cabina radio, l'altro, Bird è stato sbattuto fuori dalla cabina...come può cancellare questa scena intorno a se?... Dottore, Lei davvero pensa di essere tornato nel suo laboratorio a Toronto?

BANTING: Ora lei, dottore... Lei un Dottore vero? Perché non mi pare di conoscerla. Immagino che sia uno nuovo, mandato qui dal dottor Mackenzie per aiutare in laboratorio, no?

PILOTA: Mi spiace dottor Banting, ma lei non capisce.
Abbiamo avuto un terribile incidente aereo e...

BANTING: Che strano posto è questo laboratorio.
Manca l'aria. Ho bisogno di uscire.
(Banting non realizza di trovarsi in un aereoplano, e vorrebbe uscire. Ma viene trattenuto a fatica dal pilota).

PILOTA: Questo è un aeroplano. Dobbiamo stare qui. Per noi è più sicuro.
E poi fuori c'è una tormenta di neve. La prego, mi ascolti.

BANTING: Si, si, queste cose succedono...ora... Tu sei il dottor...?

PILOTA: No, Sir, come lei ho già detto io non sono dottore di niente. Io sono il pilota di questo aereo e noi abbiamo avuto un terribile incidente e i miei colleghi sono morti.

BANTING: Io sono sicuro che tutto verrà fatto nei tempi giusti. E bene!
(Dalla risposta senza senso si capisce che ancora una volta non ha capito).
Io devo mandare questa lettera oggi stesso al Primo Ministro, o altrimenti noi rischiamo di andare a perdere la guerra contro Hitler. Io devo contrastare qualunque tentativo di Guerra Chimica, è la mia missione...
(Banting prova ad alzarsi. Mackey si muove dalla sua parte per aiutarlo, e farlo nuovamente distendere).
PILOTA: La prego, Stia qua.

BANTING: Eh ...Va bene, mi metto a lavorare qui...non posso perdere tempo...Scusi, mi devo togliere il cappotto...Oh, è arrivato il momento di andare a dormire...ma ho ancora molte lettere da inviare.
Devo scrivere una lettera per il dottor Collip...
Mi aiuti! Voi giovani siete dei fannulloni...su scriva per me...

PILOTA: Molto bene dottor Banting. Molto bene.
(Il pilota decide di assecondarlo, per aiutarlo a calmarsi.)
Quando vuole sono pronto. Cominci a dettare...

BANTING: Caro dottor Collip... No, prima mi devo un po' spogliare...

PILOTA: Ma no, professore, fa freddo, non c'è bisogno di spogliarsi...

BANTING: Non c'è bisogno...Sono stanco, si è fatto davvero molto tardi.
Henrietta, mia moglie, sarebbe molto dispiaciuta se io non passassi una buona notte di riposo.
Non posso andare a dormire così, in divisa.
Mica sono in una trincea al fronte!
(E prova di nuovo a spogliarsi, mentre l'altro interviene ancora ad impediglielo.)

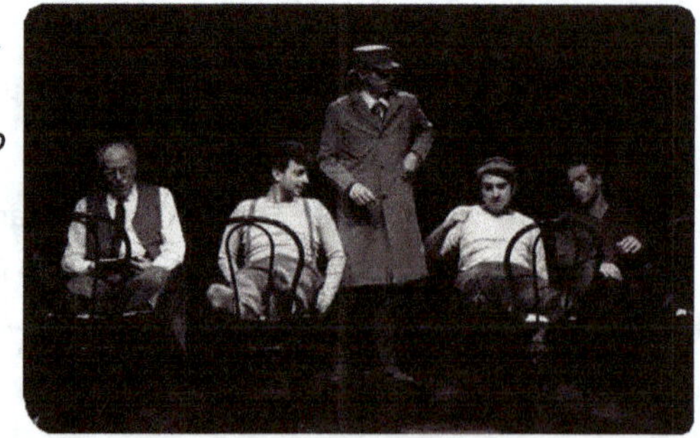

- Scena de "L'isOla che c'è"

PILOTA: Per favore, Maggiore, così come sta, sta bene.

BANTING: Così sto bene? Davvero? Allora se sono già pronto per la notte, mi metto a dormire, sono davvero esausto. È stata una giornata faticosa.
(Si addormenta. Mackey lo copre con due cappotti ed un paracadute.)
PILOTA: Se tu riuscirai a sopravvivere, dottor Banting, avrai bisogno immediato di assistenza medica. Spero di riuscire ad aiutarti.

NARRATORE : Il pilota guarda la sottile striscia di sangue che solca la fronte ed il viso del dormiente. Esce dall'aeroplano e cammina alla ricerca di aiuto. Fa circa due miglia, non vede nulla, ed esausto torna indietro, intorno alle sei del mattino. Entra nella carlinga e non trova più Banting.
Che fine ha fatto?
Esce di nuovo e lo trova circa venticinque piedi distante dall'aereo, in una posizione semi reclinata. Con una sola scarpa, vestito ma senza il cappotto. Mackey torna a prendere nella carlinga il cappotto e lo stende sul corpo, poi si tocca la fronte e si rende conto per la prima volta di essere bendato. Chi ha bendato le sue ferite? Capisce che è stato Banting, subito dopo il crash, ad avergli salvato la vita e ad averlo medicato.

....

Il testo completo della commedia "L'Isola che c'è" è pubblicato in varie edizioni. In commercio si trova nelle Edizioni Pagine. È uscito nel 2021 anche il romanzo con lo stesso argomento "Prossima fermata l'isola che c'è". Edizioni Look Studio/Amazon

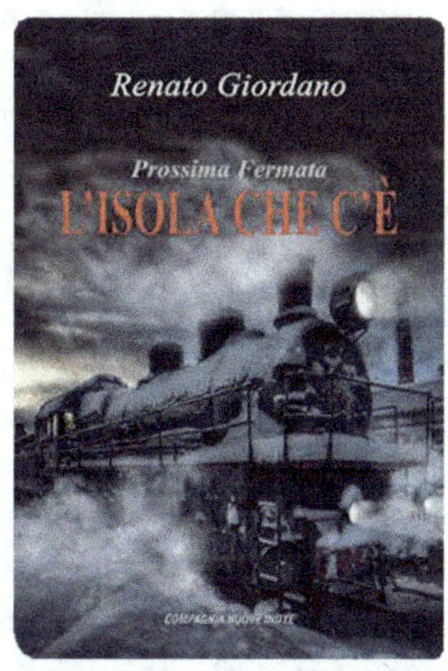

Altri testi che ho scritto con tematica medica sono *"La storia di Elisabeth"*, *"August eMarie Krogh"*, *"Il treno blu"*, *""Memories are made of this"*, *"Hashimoto, come in un sogno"*, *"Je suis a danceur"*, *"No volvere"*, *"I Ragazzi del 22"*…

Alcune di queste storie, curiosamente, s' incrociano a quella di Banting, perché, per esempio,   Elisabeth, giovane con diabete di tipo uno, della quale racconto nella "Storia di Elisabeth", va a chiedere proprio a Banting di poter iniziare il trattamento salva vita con l'insulina.

LA STORIA di ELISABETH un monologo

Il padre di Elisabeth Hughes è Charles Evans Hughes uno dei più importanti personaggi della vita pubblica degli Stati Uniti. Lei è nata nel 1907.

Il padre, per due volte sindaco di New Jork, ha corso come candidato repubblicano alla presidenza contro Wilson nel 1916. È diventato Segretario di stato dal 1920 con Harding. Infine ha diretto la corte suprema di giustizia ed è stato ministro della Giustizia. Viene fatta nel 1918 la diagnosi di diabete giovanile ad Elisabeth con la prognosi di due anni di vita.

La madre disperata scrive a Frederick Banting:

"Caro Dottor Banting,
siccome mia figlia ha il diabete io mi sono informata sulle sue scoperte in quel campo. Ho sentito del suo lavoro prima attraverso la stampa, poi da eminenti medici che mi hanno detto che lei ha fatto molti passi avanti. Ed io ho capito che era davvero così quando ho saputo che, dagli esperimenti con gli animali, eravate passati al trattamento del primo paziente in ospedale. Sono ansiosa di sapere di più della sua scoperta e dei suoi trattamenti e le sarei molto grata se lei volesse scrivermi e dirmi come stanno le cose. Mia figlia che farà 15 anni nel mese di agosto ha il diabete da circa tre anni. Lei era un caso molto severo, e lo è ancora adesso.
La sua tolleranza è molto bassa ed è molto defedata e dimagrita. È stata seguita dall'inizio della patologia dal dottor Allen di New Jork e la sua infermiera è stata istruita e preparata dal dottor Allen e dal dottor Joslin di Boston. Purtroppo ha avuto delle complicanze: tonsillite, ulcerazioni e un tremendo attacco di diarrea, che sfortunatamente l'ha spossata quest'inverno, quando stava alle Bermuda…. Io voglio cercare per lei qualsivoglia trattamento che la possa far resistere ancora un po'. L'attacco di diarrea che le ho segnalato nelle sue condizioni l'ha lasciata completamente esausta ed allora invece dei 12 grammi di carboidrati che prendeva siamo stati costretti a portarli a 20 grammi.

La ragazza è una paziente modello, in questi tre anni non ha mai trasgredito la dieta.
Il suo carattere è forte forse anche a causa di quello che sta passando ma è anche quieta e
dolce in modo inusuale, sempre che naturalmente si rientri nelle sue grazie. Io mi rendo conto
che il lungo viaggio da Washington a Toronto potrebbe essere molto pericoloso per Elisabeth
nelle sue condizioni.
Ma è un rischio che potrei affrontare se si potesse impostare lì la terapia Ma solo lei è in grado
di giudicare l'opportunità in questo caso.
Sarò felice di ascoltare da Lei le riflessioni sul caso e la ringrazio per l'attenzione.

Sinceramente sua
Antoniette Hughes" (signora di Charles Hughes).

Banting risponde a lei come a tutti gli altri che in questo momento a Toronto non ha
neanche una dose in più di insulina da utilizzare. E siamo ai primi di luglio, ma già il 29
luglio Il produttore manda a Toronto le prime 200 unità di insulina. E contemporaneamente
Antoniette torna a chiedere a Banting di accettare Elisabeth come sua paziente privata. E
chiede anche al marito di intervenire...
Di chiamare il presidente del Canada o il Re...
"Fallo! Tutto quello che chiedo è un incontro tra Banting ed Elisabeth. Il resto è nelle mani di
Dio. Se Banting le darà l'insulina non lo possiamo decidere noi, ma noi possiamo rendere
possibile l'incontro. È tutto quello che possiamo fare."
"Ma il problema è morale. Se Elisabeth dovesse ricevere l'insulina sarebbe al costo della
vita di un altro bambino."
Antonietta resta in silenzio.
"Tu mi chiedi di mettere il mio cuore negli affari di stato. Mi chiedi di usare il mio potere
politico che raggiungere un obiettivo personale. Non mi hai sposato perché sapevi che
sono un uomo integro e imparziale.?"
Antonietta resta in silenzio.
"Tu me lo chiedi ancora pur tenendo conto di queste considerazioni?"
"Si, te lo chiedo", risponde con un filo di voce.
E la mattina dopo torna alla carica. Da donna!
"L'insulina è stata scoperta da Banting a Toronto. L'Università di Toronto riceve 1 milione di
dollari da noi attraverso la fondazione Rockfeller. Tu puoi aiutare ulteriormente a
salvare le vite di bambini, dio te ne ha concesso l'opportunità :aiuta ulteriormente la
ricerca ma comportati anche come padre."
Hughes interviene.

Banting accetta di vedere Elisabeth, ma solo di vederla, e non le promette assolutamente di poterle somministrare l'insulina.

Antoniette arriva all'ospedale dove si trova ricoverata Elisabeth intorno a mezzanotte, fa aspettare il taxi. Sale.

L'Infermiera le dice : *"Signora non è orario di visita.*

La riconosce.

"Signora Hughes..."

"Mamma" dice svegliandosi Elisabeth.

"Tesoro vestiti. È ora di andare".

"È tutto a posto"?

"Si, è tutto a posto tesoro. Noi stiamo per fare un viaggio".

"Ha il permesso del dottor Allen per queste dimissioni?"

Interviene l'infermiera.

"Naturalmente. La macchina è giù che ci aspetta".

"Dove stiamo andando Mummy.?"

"A Toronto, amore mio."

Arriva il dottor Allen avvertito dall'infermiera." Che maniere sono queste signora.?!"

"Buonasera, dottore."

"Signora mi dispiace, ma lei non può fare così, non può portare via Elisabeth nel cuore della notte".

"Mi scusi, ma dobbiamo fare un lungo viaggio e non abbiamo tempo da perdere."

"Questo è il mio istituto." Tuona!

"E questa è mia figlia!" Lei ribatte.

Allen libera la porta.

Antoniette. Elisabeth e Blanche, la fedele governante, arrivano a Toronto il 15 agosto 1922. Banting le fa entrare in sala visite.

Ad Antoniette il medico non fa una bella impressione invece ad Elisabeth Banting piace. Solo Elisabeth viene fatta entrare nello studio.

Loro due iniziano a parlare mentre lui prende appunti:

emaciata, disidratata, edemi, addome prominente, problemi dentali, etc.

"Come ti senti in genere?"

"Arrabbiata."

"Oltre a questo?"

"Triste e stanca."

"Da quanto tempo ti trovi in queste condizioni?"

"Tre anni e nove mesi. Ti piacciono gli animali?".

"Sì, vorrei vivere in una fattoria."

"Tipo quella che stai dipingendo?

Indica un olio sulla tavola.

"Sì, tipo questa".

"Mi piace il tuo quadro".

"Tu dipingi?"

"E tu sei sposato?"

"È la prima volta che un paziente fa più domande di un medico. Io Te ne faccio una sola di domanda: quando vorresti iniziare a sentirti meglio?"

"È il primo dottore di tutti quelli che ho conosciuto che mi ha fatto una domanda del genere."

"Allora?"

"Bene, tu mi piaci dottore!"

"Anche tu mi piaci signorina."

"Allora vorrei sentirmi meglio da subito.

Banting si alza. Va ad un frigo, c'è un ice box.

Ne tira fuori due fiale grigie.

"È l'insulina?"

"Sì", risponde Banting e unisce la prima fiala con la seconda alcolica. Poi aspira con la siringa.

E Prima di iniettarla dice.

"Miss Elisabeth Hughes. Mi prometti una cosa per quando starai bene. Mi devi promettere che nella vita farai sempre e solo quello che avrai voglia e volontà di fare e che non permetterai a nessuno di mettersi tra te ed i tuoi sogni."

"Sì. Vai !", lei dice, poi subito dopo:

"...Scusa, posso tenerla?".

"Cosa la fiala?"

"Sì".

"Prendi".

La ragazza stringe la fiala nella mano mentre Banting le inocula l'insulina.

Elisabeth risponde bene all'insulina, non ha reazioni, né generali, né locali nel sito di iniezione. E. prende l'insulina due volte al giorno la mattina e prima di cena. Banting la va a trovare ogni sera prima dell'insulina. Cominciano a combattere anche le ipo notturne e Blanche salva Elisabeth varie volte con succo d'arancia e melassa. Ma finalmente

comincia a rimangiare pane, pasta, banane, plum cakes etc.
E torna a fare la vita di una persona normale.

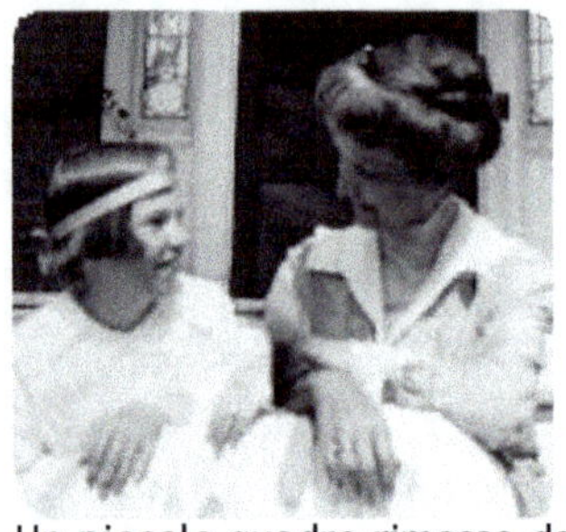

Riprende a studiare, si sposa, ha tre figli, diventa una volitiva e dinamica donna pubblica. Muore serenamente a 74 anni nel 1981 dopo aver fatto nella sua vita 52 mila iniezioni di insulina in oltre 58 anni, terza paziente in assoluto ad aver iniziato la terapia insulinica.

Dopo la sua morte, in un suo cassetto una nipote trova ben conservati i pochi effetti personali gelosamente custoditi da Elisabeth. Trenta lettere scritte tra il 1921 ed il 1922.
Un piccolo quadro rimosso dalla sua intelaiatura riproducente una fattoria, ed infine una vecchia grigia fialetta con una targhetta ormai illeggibile.
La sua prima fiala di insulina.!!

Come vi dicevo si incrociano tante storie diverse, abbiamo appena conosciuto quella di Elisabeth, ma c'è anche quella di August e Mary Krogh, con lui, premio Nobel, che comincia a produrre insulina in Europa per salvare la vita alla moglie Mary, diventata diabetica.
Quella tra August e Marie fu una bellissima storia d'amore, che io ho raccontato utilizzando il loro toccante epistolario.

AUGUST E MARIE KROGH
(Atto Unico in forma Epistolare alcune parti)

Lui, August, è un giovane medico, professore universitario, fa una lezione a degli studenti di medicina, ed è infastidito dal fatto che uno di loro sia una donna. (la prima donna in Danimarca iscritta alla facoltà). Poi, un giorno, lei si alza, e fa una domanda ... August di colpo se ne innamora. Si vedono in privato. E si sposano presto. Lei diventa un ottimo clinico, lui vince il premio Nobel per i suoi studi sui capillari.

LETTERA di AUGUST: Cara Marie, grazie, grazie,
e ancora grazie per la stupenda gita in bici a Moen. Tu sei sempre nei miei pensieri ed ho bisogno di ascoltare la tua voce.
Se penso che sta arrivando l'estate e non ti vedrò per due mesi, divento matto. Te lo devo

dire adesso. Tengo a te infinitamente. Vorrei che tu vivessi con me per tutta la vita. Quanto è terribile scrivere su di un foglio morto. Vorrei averti qui di fronte a me. Tu vedresti quanta della mia anima c'è in queste parole ed io potrei leggere la risposta nei tuoi occhi, già prima di aver finito di parlare. Ora invece io non so niente e dovrò restare per un lungo, lungo tempo tra la vita e la morte.

Sono sicuro che tu sei mia amica, e per questo te ne sono grato, ma la questione è più importante. Tu mi ami? Io lo spero fervidamente. E ancora non riesco a capacitarmi su cosa ha fatto in me l'amore. Io aspetterò pazientemente la tua risposta. Non ho fretta, e non costruirò la mia casa sulla sabbia, io voglio tutto o nulla.

Noi ci conosciamo da così poco tempo...voglio che tu conosca la mia famiglia e voglio conoscere la tua. Non so quali saranno le mie prospettive professionali, nel migliore dei casi diventerò un docente (equivalente ad un professore associato) ma è possibile che emigrerò perché io sono fermamente intenzionato a non far inibire le mie capacità. E capisco che... potrebbero esserci delle difficoltà a seguirmi. Tu hai in prospettiva il tuo lavoro di medico e i tuoi desideri esattamente come io ho i miei. E credo che questa sia una cosa giusta. Ma tutte le difficoltà possono essere superate se c'è l'ingrediente essenziale, e per questo ti chiedo: mi ami come io amo te ?
Tuo August Krogh.

MARIE: (risponde) : Caro Dottor Krogh,
non puoi capire quanto sono felice della confidenza che mi hai mostrato, e nello stesso tempo quanto sono dispiaciuta per non meritarla appieno. Tu mi chiedi se io ti amo. Ebbene io non lo so! Io so che ti voglio bene profondamente, e per questo devo essere aperta e onesta con te. Io so che tu sei il mio miglior amico, e che io sono felice quando sto con te, e che sento la tua mancanza quando non ti vedo. Ma se questo è il tipo di feeling che serve per vivere ed impegnarsi l'intera vita insieme, non lo so.
Penso di sì, ma non lo so ancora per certo.
Che ne dici se ci incontriamo qualche volta nello Jutland durante l'estate?

AUGUST: Ora sono in pace, ed intensamente felice.
Perché tu tieni a me, tu sei felice quando stiamo insieme e senti la mia mancanza quando non mi vedi. Cosa posso chiedere di più?
Tu ancora non sai se il feeling che c'è tra di noi è quello per l'intera vita, ma quello verrà.
Non è l'uragano del desiderio quello che c'è tra noi, ma il feeling della profonda armonia.
Che ne dici di incontrarci in treno verso Grenaa?

Intanto mi puoi inviare una tua fotografia? Anche io andrò da un fotografo, non ne ho una recente.

August e Marie dopo aver scoperto il diabete di Marie, fecero il viaggio della speranza a Toronto, dove arrivarono il 23 novembre 1922 ospiti in casa di Macleod. August spinto dalla speranza di salvare la vita a Marie.
Ricevettero la formula per la purificazione e la licenza.
E così Krogh iniziò la produzione dell'insulina in Danimarca per Amore della sua Marie. Il primo paziente danese fu trattato nel marzo 1923.
August poi, appena rientrato a Cophenaghen, parla ai colleghi del Nobel e sarà proprio lui a segnalare Banting e MacLeod per l'assegnazione del prestigioso premio.

IL TRENO DELLA FORTUNA

Ma ci sono anche personaggi che il treno della fortuna nella vita l'hanno perso come il romeno Paulescu che forse arriva per primo alla sintesi dell'insulina ma viene stoppato nelle ricerche dalla guerra mondiale!
Anche di questo racconto ne L'ISOLA CHE C'È dove appaiono con le loro storie parallele gli altri due che stavano tentando di sintetizzare l'ormone del pancreas, Paulescu e Zoetzler.

NARRATORE: Molti ritengono che l'insulina sia invece stata scoperta da un medico rumeno, Nicolas C. Paulescu, e che solo la casualità della vita, ed il destino, abbiano fatto conoscere in ritardo e con meno risonanza la scoperta avvenuta prima di quella di Banting.
I suoi studi sono del 1916.
Lo stesso anno la Romania entra in guerra e viene occupata dall'esercito Austro Ungarico.
L'occupazione austriaca di Bucarest ed il duro dopoguerra rallentano la sua ricerca.
Ripresa e resa nota solo nel 1921.
Più volte si è tentato di restituirgli il dovuto senza risultato. anche motivando il diniego con la condanna alla sua immagine politica, segnata dall'antisemitismo e dal fascismo, ai quali aderì con convinzione. Ma anche dovuto all'ostracismo degli altri scienziati del suo paese.
La vita è davvero fatta di casualità ed opportunità.
Paulescu non sapendo nulla del gruppo di Toronto, porta avanti i suoi studi sin dal 1916 e li pubblica con qualche difficoltà nel giugno del 1921 e sono assolutamente sovrapponibili a quelli di Banting, poi dà il suo primo estratto ad un uomo, di nome M. H., il 25 febbraio

1922.

Il professor Lutt del Karolinka Institute scrisse:

"Fosse stato per me io avrei dato il Nobel a Banting, Best e Paulescu".

NARRATORE: Banting, Best, Macleod, Collip, August e Marie Krog, Paulescu, uomini e donne con le loro debolezze ed i loro limiti ma comunque EROI, pionieri della ricerca medica, persi tra il sogno e la speranza, alimentati con la volontà ed il cuore per far avanzare la ricerca e la sopravvivenza delle persone...protagonisti di una importante capitolo della Storia della Medicina, la **GRANDE COMMEDIA DELL'INSULINA**.

Questi testi e le loro rappresentazioni sono un'altra espressione della Theatrical Based Medicine.

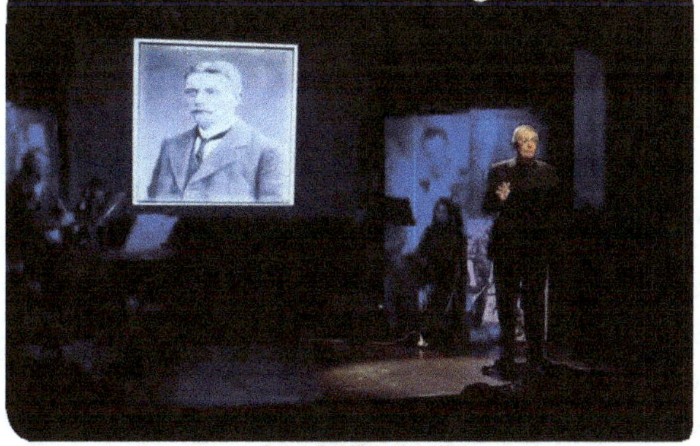

- *Scena de "L'isola che c'è"*

DUE ATTI UNICI BREVI TRA PASSATO E FUTURO

LA VISITA DEL MEDICO PER FORZA.

di Renato Giordano, liberamente ispirato a Petrolini e Molière

Personaggi:
IL MEDICO, LA BADANTE, IL PADRE, L'UOMO, LA MALATA.

(Arriva il medico. L'unico vestito con palandrana antica tipo medico del 600. Gli altri sono vestiti asettici. A suon di musica seicentesca si muovono anche la badante, il marito, il padre e l'ammalata).

L'UOMO: Voi siete il medico?

MEDICO PER FORZA: Si, sono un medico, due medici, tre medici...

Sono tutto quello che volete.

Sono un medico per forza.

Di grazia, buon uomo chi è questa fanciulla?

L'UOMO: È la badante.

MEDICO: Oh, sono felicissimo bella badante, sono rapito di questo incontro e la mia medicina è l'umilissima schiava del vostro baliatico ed io vorrei essere il fortunato marmocchio che poppa il latte dalle vostre buone grazie. Tutti i miei rimedi, tutta la mia scienza sono a vostra disposizione, bella balia.

BADANTE: Badante, grazie.

L'UOMO: (**innervosito**) Con vostra licenza, signor medico ho detto badante non balia. E fate piano.

MEDICO: Non facevo forte, vero?

BADANTE (ammiccante): No, assolutamente, no dottore.

L'UOMO: Io sono suo marito.!

MEDICO: Ebbene non siete contento di essere marito? Volete anche comandare? È ufficio del medico di visitare i latticini di famiglia.

Ed ora di grazia, annunziate il mio introito.

(Entrano, e gli va incontro il padre).

PADRE: Salve dottore, sono il padre della malata e sono ansioso di sapere cosa dice l'allievo di Ippocrate!

MEDICO: Ippocrate? Ippocrate intanto dice che noi ci dobbiamo mettere il cappello.

PADRE: Dove lo dice ?

MEDICO: Nella sua Opera Omnia, Nel capitolo sull'anatomia dei cappelli.

PADRE: Ah, bene!

(Il Medico si concentra di nuovo sulla badante, le tocca la mano, il marito se ne accorge, e la allontana, lui fa una smorfla).

MEDICO: Di grazia è questa l'ammalata?

PADRE: Ma no, questa è la badante.

UOMO: Ve l'avevo detto anch'io.

MEDICO: Ah già! Davvero?. E voi avete un figlio?

PADRE: Certamente.

MEDICO: E conoscete il genitore di vostro figlio?

PADRE: In che senso? Per piacere non ci distraiamo. Il problema è la malattia di mia figlia Lucinda. Non sta bene e per giunta non parla più.

MEDICO e poi **TUTTI** : Viva viva Lucindina Zitta zitta, muta mutina. Ora avete chi vi aiuta.

Un gran Dottor in medicina.

MEDICO: Di grazia introducetemi nella stanza del cadavere.

(Entrano dall'ammalata, o l'ammalata si avvicina a loro).

Ecco una bella malata di cui un uomo sano se ne accomoderebbe di tutto cuore.

(Le fa il solletico sotto il mento. Lei ride).

PADRE: Miracolo! L'avete fatta ridere.

MEDICO: Le ho toccato il paperazzuolo. Che male vi sentite?

MALATA: AAaaaaah. EEeeeeeeh. Iliiiiih. UUuuuuuhh.

MEDICO: Ricapitoliamo.

INSIEME TUTTI: Aaaaaaah. Eeeeeeeeh. Iiiiiiih. Uuuuuuuh.

MEDICO: Ho capito, ha mangiato il sillabario.

PADRE: È diventata muta, dimagrisce, va sempre in bagno e per questo abbiamo procrastinato le nozze.

MEDICO: E perché avete procrastinato? Perché è muta? E chi è quel citrullo di marito che vuole che la moglie parli?

PADRE: Dottore ...Metteteci tutta la vostra scienza.

MEDICO: Metteroccela, metteroccela. Sente dei grandi dolori?

PADRE: Uh. Terribili.

MEDICO: Benone.

PADRE: Come?

MEDICO: Perché quando un malato è molto malato vuol dire che è meno malato. Sono parole che ha detto...

PADRE: Chi l'ha detto?

MEDICO: ... L'ha detto Cicerone.

PADRE: Ah, allora, se l'ha detto Cicerone!

MEDICO: Devo visitarla.

(Ma ci ripensa).

MEDICO: Ah,No. Prima bisogna assaggiare l'urina.

BADANTE: (Raccoglie il pitale) Eccola, calda calda.

MEDICO: Bene, assaggiate, cara!

BADANTE: Meglio lui *(indica il marito)* .

MEDICO: Giusto. Assaggiate.!

L'UOMO: Ma il medico siete voi.

MEDICO: Ed io vi nomino mio secondo assistente all'istante.

L'UOMO: Ah! Va bene. Ma dov'è il primo?

MEDICO: Assaggiate.

(Assaggia).

MEDICO: Com'è?

UOMO: Orribile.

MEDICO: E poi com'è? Assaggiate ancora.

UOMO: *(assaggia nuovamente)* Dolce.

MEDICO: L'avevo immaginato. E voi malata? Dovete assaggiare anche voi.

MALATA: Io? Me ne guardo bene.

MEDICO: Dovete! Si chiama autocontrollo!

MALATA: Auto che?

MEDICO: Va bè, è una cosa del futuro ... ma andiamo avanti. Gli altri medici, i miei colleghi, che male dicono avete?

MALATA: Alcuni dicono che è il fegato, altri la milza.

MEDICO: Tutti ignoranti. Il male sta in un luogo vicino al polmone ... o giù di lì ... un organo che si chiama anche pancreas.

MALATA: Nel pancreas?

MEDICO: Nel pancreas, sicuramente! Che cosa vi sentite?

MALATA: Mi sento ogni tanto un dolorino alla testa.

MEDICO: Ecco. È Il pancreas.

MALATA: Qualche volta mi sembra di avere un velo dinanzi agli occhi.

MEDICO: Il pancreas.

MALATA: Talora ho male al cuore.

MEDICO: Il pancreas.

MALATA: In alcuni momenti mi sento una grandissima debolezza per tutte le membra.

L'UOMO: *(anticipando il medico)* Il pancreas!

MEDICO: *(guardandolo storto)* Il pancreas lo dico io.

MALATA: E talvolta mi assaliscono dolori di ventre così forti, che mi sembra di avere una colica.

MEDICO: Il pancreas! Mangiate con appetito?

MALATA: Si, signore.

MEDICO: Il pancreas. E bevete con piacere qualche bicchiere di vino?

MALATA: Si, signore.

TUTTI: Il pancreas...

MEDICO: *(Li guarda arrabbiato)* Dopo pranzo vi viene un po' di sonnolenza, e dormite volentieri?

MALATA: Si, signore.

MEDICO: Il pancreas, vi dico, il pancreas. Quale cibo vi ordinano gli altri medici.?

MALATA: Della zuppa.

MEDICO: Ignoranti.

MALATA: Dei polli. **MEDICO**:

Ignoranti. **MALATA**: Del

vitello. **MEDICO**: Ignoranti.

MALATA: Dei brodini.

MEDICO e TUTTI: Ignoranti.

MALATA: Delle uova fresche.

MEDICO: Ignoranti...ssimi.

MALATA: E la sera mi ordina delle susine … per l'intestino. E poi non vogliono che beva vino se non molto annacquato.

MEDICO: Ignorantus, ignoranta, ignorantum!!!!

Dovete bere del buon vino puro, ve lo faccio ripetere dal mio assistente: Prego!

L'UOMO: Ignorantus, ignoranta, ignorantum!!!

GLI ALTRI TUTTI INSIEME : Cioè?

MEDICO: Capite il latino?

PADRE: No.

MEDICO: Capite il latino?

BADANTE: Noooo! (*vezzosa*). Ma vorrei imparare.

MEDICO: Allora: Cabrigia sarcituras nominativo ales, musa lamusa bonum etiam situare et substantivo et adiectivo et numerum et concordum et casus. Ora questi vapori, venendoa passare nel lato sinistro, dove abbiamo il cuore,

avviene che il polmone, che in greco chiamiamo, solam, avendo comunicazione col cervello, che in latino chiamiamo vuotum, incontra nella detta strada i detti vapori che riempiono il ventricolo dell'omoplata

per cui ossabandus diabetibus mellitus tipus uno et mezzus ecco la causa chè vostra figlia è muta e dolciastra.

ASSISTENTE : Slettatela e appoltronatela.

L'UOMO: La visita.!

TUTTI: Ooooohhhh!

(*Il Medico fa la visita. La sollevano, mettendola seduta. Lui guarda nella bocca, appoggia*

la testa sul petto, poi si pronuncia).
MEDICO: Uunna sol cura è possibile. La cura
Idropolossichinoterapeuticaconmassaggioturcoeginnasticabolerozumba
onde provocare la rotondificatudinigrazione della parte.
BADANTE: Oh, che gran medico.
MALATA: Già mi sento meglio.
PADRE: Grazie dottore.
MEDICO: Mio dovere.
PADRE: Signore,vorrei pagare il vostro disturbo.
(Prende delle monete)
MEDICO: Cos' è questo volgare rumore? Non posso prenderne.
PADRE: Signore! Io insisto!!
MEDICO: Per chi mi prendete?
(si volta).
PADRE: Di grazia! Vi prego!!!
MEDICO: Affatto.
(Allunga da dietro la mano)
PADRE: Vi scongiuro!
MEDICO: Se mi scongiurate.....
PADRE: Ecco fatto!
MEDICO: Sono tutti buoni?
(Soppesa le monete).
Non sono un medico mercenario e l'interesse non mi governa affatto.
Avete capito tutti dove sta il male?
TUTTI: Nel Pancreas!!!
(Va via soddisfatto accompagnato dalla badante).

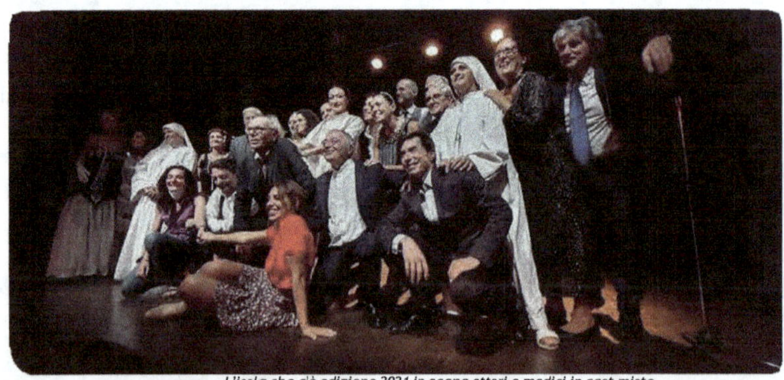

- L'isola che c'è edizione 2021 in scena attori e medici in cast misto

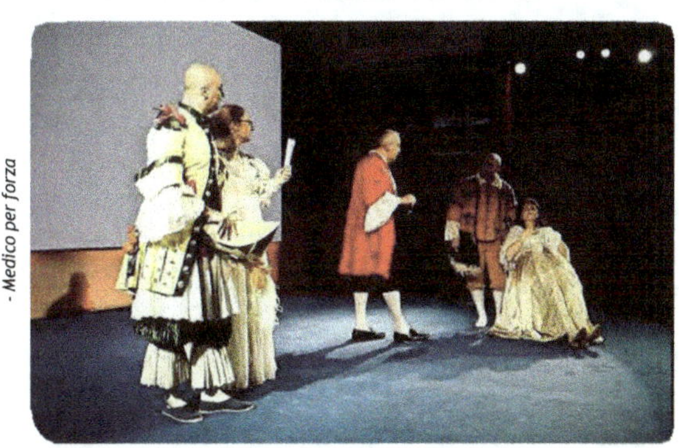

LO ZUMBA DIA 2.0

Atto unico di Renato Giordano

Personaggi:

PAZIENTI UNO, DUE, TRE, QUATTRO, CINQUE, ed il DIA DJ.

*(Un Ambulatorio diabetologico del Prossimo Futuro.
Arrivano i pazienti. Entrano uno dopo l'altro. Il primo è il numero Uno.)*

VOCE DEL DIA DJ: Lei è il numero uno.

UNO: *(Entrando)* Grazie.

VOCE: Signorina il suo numero è il due.

DUE: *(Entrando)* Molto gentile.

UNO: Buongiorno, come sta?

DUE: Bene grazie, mai stata meglio.

UNO: Si vede!

VOCE: Il suo numeretto è il tre.

TRE: *(Entrando)* Pensavo di essere arrivato per primo. A che ora vi alzate per arrivare così presto?

UNO: Alle cinque.

DUE: Alle sei.

VOCE: Stiamo per iniziare la visita. Tutti pronti?

UNO: Si. Perfetto Dottore.
 (Entrano trafelati altri due).

VOCE: Numero quattro e numero cinque.

QUATTRO e **CINQUE**: Siamo in ritardo ?

VOCE: No, siete arrivati giusto in tempo per la visita.

QUATTRO: Per fortuna ce l'abbiamo fatta.

CINQUE: Speriamo di non prendere la multa ho lasciato la macchina in divieto.

VOCE: Tutti pronti? Sta per partire la musica.

UNO: Sì.

DUE: Un attimo.
TRE: Ecco.

QUATTRO Eh dai! Brigati!

CINQUE: Mi volevo togliere la giacca.

*(Compare il **DIA DJ**.*
*Musica: **GANGNAM STYLE***).

DIA DJ: Buongiorno a tutti. Sono il vostro Diabetologo. Il DIAbe dj.
Alzatevi prego. Tutti pronti per la lezione di terapia educazionale?
Uno, dos...
Numero Due, ti devi fermare, stai entrando in ipo.
È aumentata la temperatura cutanea.
Numero quattro, vedi di incrementare il movimento, deve
crescere la frequenza.
La glicemia è ancora troppo alta.
Un, dos, tres,
Numero tre, numero tre. Perfetto così.
Numero uno, ricordati fra dieci secondi la compressa.

Numero due puoi ripartire.
Numero cinque, l'alimentazione deve essere più controllata.
I tuoi grafici lo dicono, ed i sensori transcutanei lo confermano.
Guardate tutti i riflettori. Ok! *(flash)*
Controllo della retina fatto.
Sweet sweet girl.
Muovetevi al ritmo della caipirinha.
Fitness, pitbull, gente man.

Oppa is gangman style.
Yes you, Yes you, Hei.
Buona la preprandiale.
Ehy sexy sugar
Buona la postprandiale.
OPPAN GANGNAM SEUTAIL.
Perfetto, ora un minuto di riposo.
(Si fermano)
UNO: Quanto ne stiamo facendo di esercizio fisico!

DUE: Eh, già.

UNO: Che fai?

DUE: Sto controllando la mia glicata col sensore.

TRE: Io mi trovo proprio bene con la nuova terapia.

QUATTRO: Qual è ?

TRE: Una puntura al mese.

QUATTRO: Beato te, io sto ancora col microinfusore.

UNO: Io ne faccio una ogni sei mesi di puntura.

DUE: C'è poco da vantarti. Se fai la semestrale è perché hai un diabete più leggero.

UNO: Cara, le mie cellule beta si sono rigenerate.

*(Riparte la Musica: **ZUMBA**)*

DIA DJ: Potete ricominciare, adesso la Zumba.

Pronti per riprendere la visita, via.

Zumba, baila, capirihna, brasil.

Un medico fa: Dica 33.

33.40.59

E cos'è ?

Il mio numero di telefono.

Attenzione, vi sta aumentando la sudorazione.

Menima de Ipanema, vai bailando assì.

Prendete i cellulari. Bene!

Movimiento delle braccia in alto. Inviate.

Tutti insieme. Ok.!!!!

Avete Fatto il bonifico mail al vostro diabetologo?!

Well!

Ora ripartite.

Zumba. Balla, capirinha, brasil.

Si danza Per curare il Diabete di tipo 2.0.

La visita è finita.

STOP, fermatevi.

(Si fermano tutti)

Compliance perfetta.

Vi comunicherò a casa via chat ogni variazione glicemica importante.

Have a good life.

Il TEAM della diabetologia più amata dagli italiani vi saluta.

(I pazienti soddisfatti si preparano ad andare via)

DUE: Quando abbiamo la prossima visita?

UNO: Tra venti giorni.

DUE: Non vedo l'ora.

TRE: Comunque se ci sono problemi il nostro diabetologo ci contatta al cellulare.

DUE: Certo, ma vuoi mettere la visita dal vivo?

TRE: Hai ragione.

QUATTRO e **CINQUE**: A noi tocca solo tra quaranta giorni.
Ma noi non ci perderemmo una visita per nessuna ragione al mondo.

(Escono tutti soddisfatti)

CORTI TEATRALI SULLA SOSTENIBILITA' DEL BUON COMPENSO DEL DIABETE
di Renato Giordano
25 anni da oggi, anno 2037.

DUE REGIONI ED UNA PANCHINA
CORTO 1 (worst)

(Una panchina in un posto di villeggiatura non identiflcato. I parchi sono tutti uguali e gli anziani che si siedono anche.
SECONDO sta leggendo una rivista, PRIMO lo guarda, si vede che vorrebbe attaccare bottone.)

PRIMO: *(guardando la ragazza sulla copertina del giornale che sta leggendo secondo.)*
Che figliola.

SECONDO: Eh?

PRIMO: Che pezzo di donna.

SECONDO: Dove?

PRIMO: Lì sulla copertina.

SECONDO:: Che copertina?

PRIMO: Della rivista che lei ha in mano. *(Gli indica ancora l'immagine in copertina).*

SECONDO: *(poco interessato).* Ah sì.

PRIMO: Chi è? Che cosce, che bacino. Si vede che fa molta ... attività fisica. Dal vivo!
Perché noi ormai facciamo attività fisica solo on line, non si fatica più.

SECONDO: *(chiudendo il giornale).* Sono le cinque è ora di fare lo spuntino. Io sono diabetico.

PRIMO :Che coincidenza. Anch'io. Viene qui in vacanza?

SECONDO: Si. Tutti gli anni. Non ne posso più di diete, tutti a darmi diete diverse, il diabetologo, il medico privato, quell'altro in ospedale.
E poi nessuno si confronta con l'altro.

PRIMO: Questo succede anche tra i medici miei e dal diabetologo vado una volta l'anno se va bene. No, io non faccio niente di diete, e poi sento continuamente tutte quelle trasmissioni che in TV parlano di cibo. Mi fanno venire voglia di mangiare.
(Pausa. Cerca un nuovo argomento di conversazione).
Fa caldo. A lei piace il caldo?

SECONDO: Quando non è troppo caldo e il freddo quando non è troppo freddo. *(pausa)*
La tecnologia aiuta. Monitorare il diabete con questo nuovo device è semplice. Ma certo costoso. La Regione non ce la fa da sola a mantenere le spese, ma almeno noi al Nord siamo lavoratori. Un po' li mette la Regione un po' ce li metto io, e si va avanti.

PRIMO: Io invece vivo al **Sud** ed ho ancora materiali un po' antiquati, e insomma, come dicevo, anche il mio diabetologo lo riesco a vedere solo una volta l'anno o addirittura ogni due anni: ha troppi pazienti, che pare stiano peggio di me, ed io mica posso farmi visitare a pagamento. Resto a carico del medico di base, la chiamano gestione integrata.

SECONDO: Eh, già ormai ogni Regione fa storia a se. Lei quanti anni ha?

PRIMO: Settantasei compiuti a marzo. Li dimostro?

SECONDO: Tutti, li dimostra tutti. Alla sua età uno dovrebbe essere più arzillo.

PRIMO: Bisognerebbe camminare di più. Anche se l'attività fisica è roba per fissati.
(Tira fuori l'occorrente per misurare la glicemia).

SECONDO: Che sta facendo ?

PRIMO: Sto controllando la glicemia.

SECONDO: Mica si controlla in quel modo medievale! Guardai, io passo solo lo strumento davanti al braccio, così!

PRIMO: Che bello!

SECONDO: Scommetto che è anche pigro eh? E poi un po' ha ragione , oggi si va dappertutto con quei motoveicoli elettrici nuovi, senza inquinare e senza faticare.
Si, tra un po' di generazioni i bambini nasceranno senza gambe.

PRIMO: Speriamo di no. *(Sinceramente preoccupato)*.

SECONDO: E cosa gliene importa. Tanto lei non ci sarà più.

PRIMO: E nemmeno lei. *(Fa le corna di nascosto e si alza)*.

SECONDO: Appunto. Perciò di quello che succederà quando non ci sarò più me ne frego.

PRIMO: È stato davvero un piacere conoscerla, arrivederci!
(Va via velocemente, mentre sul viso dell'altro appare un sorriso ironico).

SECONDO: Ci vediamo!!!!!!! Restiamo in contatto.
(E torna ad aprire il giornale).

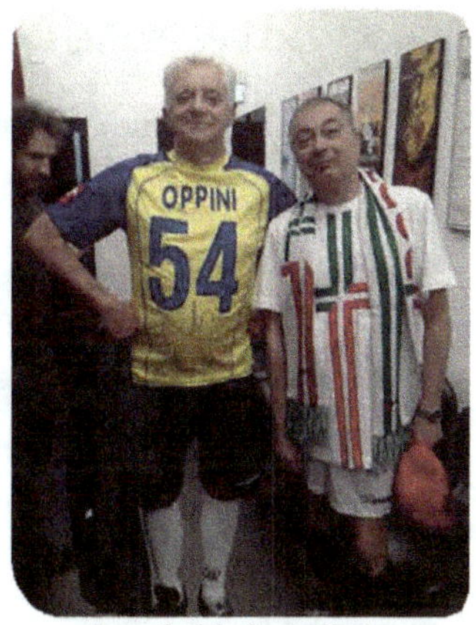

- Franco Oppini e Renato Giordano

SPORTIVI DA DIVANO
di Renato Giordano
CORTO 2 (Medium)

(Divano,ci sono seduti due amici, stanno guardando un programma in TV,una partita di calcio. In mezzo a cibo spazzatura. UNO, il più sportivo dei due è vestito da calciatore, maglietta, pantaloncini, scarpette, come se stesse per entrare in campo e giocare lui. L'altro, DUE, invece è abbigliato da tifoso perfetto, cappellino, sciarpa, bandierina, etc).

TIFOSO UNO: Dai, sta per iniziare il secondo tempo. Metti gli occhiali 3D.

TIFOSO DUE: Si, ecco, pensi che ce la facciamo? Questa partita è fondamentale per accedere alla World League dell'anno prossimo.

TIFOSO UNO: Certo. Vai,vai, passa, grande! È un grande!!!!

TIFOSO DUE: Dobbiamo metterci l'impermeabile, e aprire l'ombrello.

TIFOSO UNO: Sta per venir a piovere?

TIFOSO DUE: Lo vedi come è il cielo sullo stadio?. Lo sai che il nostro 4D riproduce l'intensità atmosferica precisa.

TIFOSO UNO: Noooo!!! Che si è mangiato. Un goal grande come una casa.

TIFOSO DUE: L'avrei fatto pure io quello.

TIFOSO UNO: Tu ? No, non credo. E adesso cos'è?

TIFOSO DUE: Togliti l'auricolare è il tuo beep. La glicemia ti si è alzata in modo eccessivo. Devi intervenire.

TIFOSO UNO: No, no, avviene tutto automaticamente, non mi distrarre. La glicemia si alza perché 'sta partita è uno stress incredibile.

TIFOSO DUE: Vuoi un gelato per diabetici? Un ghiacciolo per diabetici? Un mantecato per diabetici? Patatine light? Un pacchetto di noccioline?

TIFOSO UNO: No, mi si infilano tra i denti.

TIFOSO DUE: Allora vuoi una coca cola? Una birra?

UNO: Grazie.

DUE: Ecco, ecco, siii, nooo, palo!

TIFOSO UNO: Ti rendi conto, palo! Questa si che è jella.

TIFOSO DUE: Sfiga vera. Ehi, ti stanno chiamando.

TIFOSO UNO: Mi ero dimenticato di spegnere il cellulare. Chi è, adesso ho da fare. *(prende* *il cellulare)*. Ah, è lei dottore, non sta vedendo la partita? La mia IPER, certo. È la fatica di questa partita. Sto correndo come un matto. Grazie, le è arrivata la mail dal device! D'accordo la settimana prossima valuteremo la nuova scelta terapeutica *(Attacca)*.

TIFOSO DUE: Ahò, ammazza, ormai ogni mese ci cambiano la terapia. E fischia, fischia ....

TIFOSO UNO: Fiiiiiii! È finita!! Si, abbiamo vinto!!!!! Grande! *(Si alzano e si abbracciano)*.

TIFOSO DUE: Siiii!!! Certo che così davvero viviamo lo sport, altro che quando eravamo costretti ad andare allo stadio.

TIFOSO UNO: O quando come degli scemi facevamo le partite a calcetto.
E ci facevamo pure male .... Fammi salutare il pubblico...
(salutano)

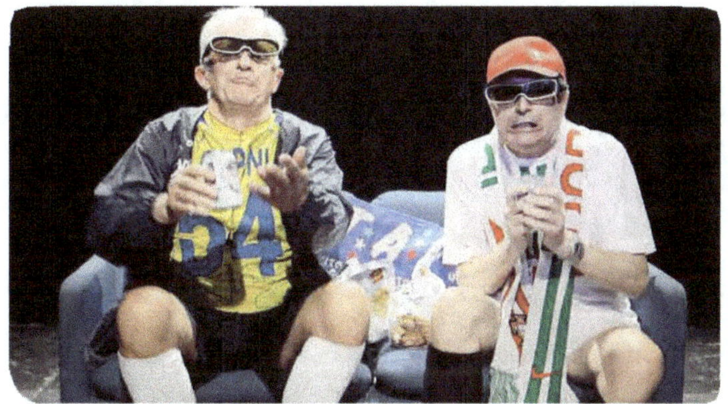
- Oppini e Giordano in "Sportivi da divano"

Capitolo 11

CASANOVA:

COME UN "MEDICO TBM"

"Dottor Casanova ti son debitore della vita"

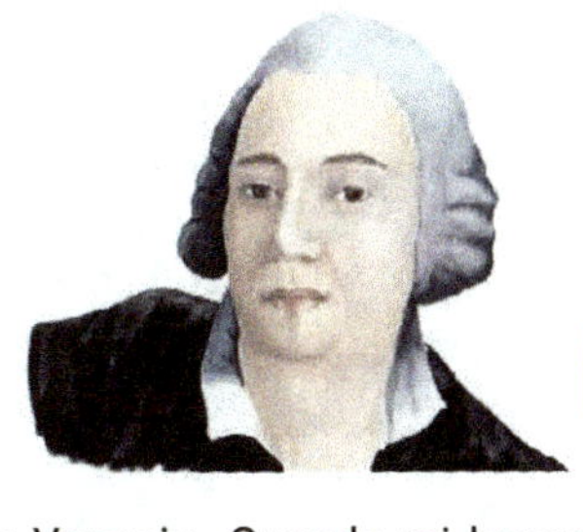

Recentemente mi è stato chiesto di fare un intervento di *Theatrical* ad una importante Convention dedicata agli specialisti delle *primary care*, cardio vascolare e metabolico, a Venezia. Quando mi hanno detto che la sede del mio intervento sarebbe stato l'Hotel Monaco e Grand Canal che in passato era stato il famoso Ridotto, il luogo dove la sera nei secoli d'oro della Serenissima ci si incontrava per giocare d'azzardo ma anche per vivere emozionanti avventure, e luogo che lungamente era stato teatro di avventure di Casanova del quale sono un esperto, ho deciso di impostare il mio intervento al convegno *"sulla comunicazione interspecialistica nella Gestione della patologia cronica"* su Giacomo Casanova.

Per analizzare i problemi di comunicazione nella gestione del paziente cronico utilizzando esempi tratti della vita del famoso libertino, che più volte si comportò da medico **COMUNICATIVO** assolutamente più bravo dei *"medici"* laureati. Per poi analizzare quali sono i comportamenti vincenti (e non) nel rispetto delle specificità della specializzazione che possono influire nelle gestione del Paziente.

Ho scritto esperto di Casanova e devo dare dei chiarimenti ... Sono stato in passato uno studioso delle opere del famoso veneziano. Quindi esperto del Casanova *"letterato"* e non del Casanova *"libertino"*. (Chiarimento sempre necessario per evitare facili commenti). Tra l'altro ho riscoperto una sua commedia a Parigi (Il polemoscopio), un suo libretto di confutazione mediche a Bologna (Lana caprina), ho studiato il materiale del suo archivio storico a Dux dove è morto, ritrovando un manoscritto inedito del Don Giovanni ... ma questa è una storia lunga da raccontare ... lo farò un'altra volta.

Noi abbiamo visto che Goldoni avrebbe voluto fare il teatrante ed invece era stato destinato alla professione medica.

Invece al contrario Giacomo Casanova nella vita avrebbe voluto fare il Medico ed invece è stato costretto dagli eventi a fare il Gran Teatrante della Vita! E Casanova nelle sue

Memorie questo ce lo ripete più volte.

"Avrei preferito studiare medicina e fare il medico come sentivo di essere portato a fare, ma non mi dettero retta e vollero che mi applicassi allo studio delle leggi per le quali provavo una avversione invincibile."

Scrive una volta, ed un'altra:

"Volevo fare il medico e se ci avessero pensato bene, mi avrebbero fatto contento e mi avrebbero lasciato fare il medico, professione nella quale la ciarlataneria serve ancor più che nel mestiere dell'avvocato".

Oltretutto ha sempre saputo gestire nella sua lunga vita, malgrado quello che si possa pensare, benissimo lo stile di vita. Infatti lui analizza:

"Ho avuto tutti e quattro i temperamenti: il flemmatico nell'infanzia, il sanguigno nella giovinezza, poi il bilioso, e infine il melanconico, che a quel che pare non mi abbandonerà più. Adattando l'alimentazione alla mia costituzione, ho sempre goduto buona salute, e ben sapendo, per esperienza, che ciò che altera la salute è sempre l'eccesso, sia di cibo sia di astinenza, non ho mai avuto altro medico all'infuori di me stesso".

GIACOMO MEDICO

Anno 1746, subito fuori dal Ridotto, Giacomo, dove ha suonato il violino per i festeggiamenti di un matrimonio, verso l'alba, incrocia un senatore il quale nel tirar fuori di tasca un fazzoletto perde una busta. Lui gliela restituisce e questo gli propone un passaggio in gondola per sdebitarsi.

Lui accetta ma al nobile durante il tragitto prende un malore:

Dopo qualche minuto mi pregò di scuotergli il braccio sinistro.

"Ho un torpore così forte che mi sembra di non avere più un braccio."

Mi disse. Glielo scossi con tutta la mia forza, ma lo sentii balbettare che non si sentiva più nemmeno la gamba e che gli sembrava di morire.

Allarmatissimo tirai la tenda, presi la lanterna, gli guardai il viso e mi spaventai notando che la bocca gli si era contratta verso l'orecchio sinistro e che aveva gli occhi ormai spenti.

Gridai al gondoliere di fermarsi e farmi scendere, perché volevo andare a cercare un medico che venisse subito a fare un salasso a sua eccellenza, che senza dubbio aveva avuto un colpo apoplettico. Sbarcai.

Entrai di corsa in un caffè e mi feci indicare la casa di un chirurgo. Bussai energicamente e gridai finchè non vennero ad aprirmi e svegliarono il medico. Senza lasciargli nemmeno il tempo di vestirsi gli raccontai cosa era successo e lo invitai a far presto. Il medico prese subito i suoi strumenti e mi segui sulla gondola dove praticò un salasso al moribondo mentre io mi lacerai la camicia per bendarlo.

Subito dopo trasportammo il senatore a casa sua. Svegliammo i domestici che lo tirarono fuori dalla gondola e lo portarono al primo piano dove lo spogliarono e lo misero a letto mezzo morto. Dissi a un domestico di andare a chiamare un medico che appena arrivò gli praticò un altro salasso. Io mi misi al capezzale del signore, ritenendo fosse mio dovere non lasciarlo solo.

Di lì a un ora arrivò un patrizio suo amico, poi un altro. Erano disperati, chiesero notizie al gondoliere e questi disse loro che io avrei potuto informarli meglio. Mi interrogarono ed io raccontai tutto ciò che sapevo. Non mi conoscevano e non osavano chiedermi chi ero, né io glielo dissi.

Il malato se ne stava là immobile, senz'altro segno di vita che il respiro. Gli facevano dei fomenti, e il prete che avevano mandato a chiamare pensava che sarebbe morto.

A nessun visitatore era permesso entrare. I due patrizi ed io eravamo i soli a non allontanarci dal capezzale del moribondo.

Verso sera il più anziano dei due mi disse che se avevo delle faccende da sbrigare potevo andare, risposi che avrei dormito sulla poltrona su cui sedevo, perché ero certo che se me ne fossi andato il malato sarebbe morto, così come ero certo che non avrebbe potuto morire finchè fossi rimasto lì. Tutti e due furono stupiti di questa risposta e si scambiarono un'occhiata.

Furono loro stessi a dirmi che il moribondo era il signor Bragadin. Il senatore, bello, dotto, faceto, amato dalle donne, e di carattere dolcissimo, aveva allora 50 anni. I due amici erano un Dandolo ed un Barbaro.

Il medico che lo aveva preso in cura, un certo Ferro, con un ragionamento tutto personale pensò di potergli far riacquistare la salute applicandogli sul petto un unguento a base di mercurio.

Lo lasciammo fare, ma il rapido effetto dell'intruglio, se parve un buon segno ai due patrizi, mi spaventò non poco. In meno di 24 ore, infatti, il malato cadde in preda a violente e dolorose vampe di calore alla testa. Il medico disse che aveva previsto l'effetto e che il giorno dopo tali vampe si sarebbero spostate dalla testa agli altri organi del corpo, che avevano bisogno d'essere vivificati riequilibrando con l'artificio la circolazione dei fluidi, ma io non ne ero affatto convinto.

A mezzanotte Bragadin era tutto un fuoco e mortalmente agitato.

Mi alzai e vidi che aveva gli occhi spenti e che respirava a malapena. Svegliai i suoi due amici e dissi loro che bisognava togliere al paziente quell'impiastro che lo faceva morire. Quindi senza aspettare risposta scopersi al senatore il petto, gli tolsi l'impiastro e gli lavai la pelle con l'acqua tiepida. Dopo tre o quattro minuti parve più sollevato e si abbandonò ad un dolcissimo sonno, tanto che anche noi ci coricammo tranquilli.

L'indomani di buon mattino arrivò il medico e si rallegrò vedendo che il malato stava meglio.

Ma quando Dandolo gli disse quello che avevamo fatto e che aveva cagionato il miglioramento del paziente, il dottor Ferro si lagnò della libertà che ci eravamo presa e chiese chi era stato. Gli rispose che colui che aveva liberato il malato dal mercurio che lo stava per uccidere era un medico che ne sapeva più di lui e così dicendo indicò me.

Non so chi di noi due rimase più sorpreso, se il medico vedendo un giovanotto sconosciuto che gli presentavano più dotto di lui o io che non sapevo di essere tale. Comunque mentre io me ne rimasi lì zitto, modestamente, il medico mi scrutò attentamente giudicandomi a buon diritto un volgare ciarlatano che era stato così ardito da soppiantarlo, e poi disse freddamente che se le cose stavano così, mi cedeva il posto di medico principale.

Fu preso in parola e così appena se ne fu andato, mi ritrovai medico di uno dei più illustri membri del senato veneto. Come prima cosa prescrissi al malato un severo regime e mi dissi sicuro che la natura, aiutata dalla bella stagione avrebbe fatto il resto".

Bragadin a poco a poco guarì e chiamò Casanova :
"Chiunque tu sia ti son debitore della vita. I tuoi protettori che vollero far di te un prete,un medico,un avvocato,un soldato e poi un violinista sono stati degli sciocchi. Adesso se vuoi puoi diventare mio figlio".

Casanova quindi in questo episodio pur non essendo medico si comporta molto meglio dei medici veri. Comunicazione, attenzione, empatia, ci sono tutte le caratteristiche positive nel suo comportamento.

Un elemento trasversale, che interviene nella costruzione della relazione M-P, e che interessa l'intera relazione tra paziente e medico, è l'empatia. L'empatia è il sapersi calare nei panni degli altri, il saper assumere il ruolo di chi ci sta di fronte.

Una relazione empatica prevede che il medico sia interessato e rispetti il paziente, proprio come fa il Casanova. Interessato di conoscere, oltre alla malattia, ciò che il paziente porta con sé. Rispettoso del paziente nel non giudicare la posizione del malato rispetto alla malattia.

Il medico deve porsi come esperto sul piano scientifico, ma non deve giudicare ciò che la malattia significa per il paziente. L'empatia consiste nel difficile compito di essere in contatto con l'esperienza altrui, fino ad averne una comprensione profonda. E questo fa il nostro Giacomo col senatore.

GIACOMO PAZIENTE

Vediamo un altro episodio della vita di Casanova sempre tratto dalle sue Memorie. Questa volta Giacomo non è il Medico ma il Paziente. Ha combattuto un Duello a Varsavia col conte Branicki. Tutti e due ne escono feriti. Il Nostro non sta per niente bene. Sentiamo le sue parole.

"La mia ferita al ventre ormai suppurava, ma il quarto giorno il braccio mi era diventato tutto gonfio e la ferita si era fatta così nera che pareva minacciasse la cancrena. Perciò dopo un consulto i chirurghi che mi curavano presero la decisione di amputarmi la mano".
La mattina di buon ora appresi la notizia dalla gazzetta di corte poi ... vidi arrivare non IL chirurgo, bensì I chirurghi.
"Perché in tre signori?".
"Perché", rispose il mio chirurgo abituale "prima di decidere per l'amputazione ho voluto avere l'approvazione di questi professori. Ora vedremo in che stato è."
Mi tolse le bende, estrasse il tampone, esaminò la ferita e ne valutò il colore e il rigonfio livido. I tre quindi parlarono un po' polacco tra di loro e poi, dopo essersi messi d'accordo, mi comunicarono in latino, che mi avrebbero tagliato la mano non appena si fosse fatta notte: **ERANO TUTTI ALLEGRI** e mi assicurarono che non avevo nulla da temere e che così sarei sicuramente guarito.
Appena ebbero finito di parlare risposi loro che la mano era mia e che non avrei mai consentito a quella ridicola amputazione.

"Ma c'è la cancrena: domani salirà al braccio e allora bisognerà tagliare il braccio".
"E va bene mi taglierete il braccio. Per ora non ne vedo i segni".
"Ma vuol saperne più di noi?"
"Fuori di qui! Andatevene".

Bene se vogliamo fare una prima analisi di questo episodio intanto c'è un livello di ascolto inadeguato, la cattiva comunicazione col paziente, l' assenza di empatia, un pessimo non verbale, etc. Ma torniamo a sentire la fine della storia con le parole di Casanova.

"La sera i chirurghi arrivarono in quattro e mi sfasciarono il braccio che era grosso due volte il naturale: vidi che era livido fino al gomito, ma quando mi estrassero il drenaggio, notai che la parte superiore era vermiglia e vidi anche un po' di materia. In ogni modo non dissi nulla ...
I quattro chirurghi decisero che il braccio era già in cancrena. Secondo loro non c'era più tempo per l'amputazione della mano, e dunque bisognava tagliare il braccio entro l'indomani mattina. Stanco di discutere risposi loro di tornare pure l'indomani con gli strumenti necessari perché mi sarei sottoposto all'operazione ed essi se ne andarono tutti contenti. ..."

Ed il mattino dopo Giacomo neanche fa entrare i chirurghi. E salva il suo braccio che guarisce in breve tempo.

I tre medici non hanno preso neanche in considerazione il malato, consultandosi tra loro, ridendo, parlando in una lingua che il paziente non comprende, dando la sensazione di aver deciso prima ancora di visitare ... Allora non accettare un regime terapeutico può essere a volte un comportamento appropriato se vi sono dubbi circa i processi di diagnosi e di prescrizione.

"È legittimo per il paziente decidere di non aderire alle cure, se vi è insoddisfazione per il trattamento, oppure se questo significa lo sforzo di mantenere un certo controllo sulla malattia e sul processo terapeutico" (Zani, e Cicognani) .

Questa considerazione porta la Zani ad affermare che non sempre la compliance è una *"normativa buona"*: sta, dunque, alla responsabilità e alla professionalità del medico evitare che essa si trasformi in *"devianza".*

QUANDO È L'EMOZIONALE A PREVALERE.

Quando si scontrano l'emozionale con il razionale prevale sempre l'emozionale (80%) sul razionale (20%) .

A Vienna Casanova ha una terribile indigestione. Sta male e l'amico decide di portargli un medico, ma lui non lo vuole perché è convinto che potrebbe fargli solo danno.

"Era venuto con un medico nonostante avessi detto chiaramente che non ne volevo. Il medico, ritenendo che l'arte sua gli desse il privilegio di agire da despota aveva fatto chiamare un chirurgo e tutti e due si apprestavano a salassarmi contro il mio volere.

Pur essendo mezzo morto, non so per quale ispirazione aprii gli occhi e vidi il chirurgo che si apprestava a incidermi la vena con la lancetta.

No, no, gli dissi e ritirai il braccio languente. Ma il boia volle ridarmi la vita a mio dispetto e mi afferrò il braccio. Allungai allora la mano, presi una delle due pistole che tenevo sul tavolino da notte e la scaricai contro quel bel tipo."

Forse qui Giacomo ha esagerato, d'altronde nel 700 curavano quasi tutto con un bel salasso, ma in questo caso il Paziente non era ben disposto!

Meno male che ai giorni d'oggi abbiamo la necessità del consenso informato! La comunicazione, nell'interazione M-P, contribuisce alla creazione di una specifica relazione tra le parti.

Dobbiamo considerare che alla costruzione di questa relazione concorrono sia il vissuto e le esperienze del medico che quelle del paziente. Il medico è un professionista, ma anche un individuo come gli altri, con un proprio bagaglio culturale, con idee ed emozioni che investe nella relazione con il malato.

Il paziente, dal canto suo, si rapporta al medico per avere aiuto e informazioni sulle sue condizioni di salute. Oltre alla sua malattia, egli porta con sé la sua *"agenda"* e le influenze dovute al contesto in cui vive. *"L'agenda del paziente"* è l'insieme dei sentimenti, delle idee, delle aspettative, dei desideri e delle interpretazioni sul proprio stato di salute. Il contesto, invece, è il luogo familiare, lavorativo, culturale, sociale e ambientale in cui la persona vive.

Esso influenza il significato che una malattia assume per il singolo paziente, sollecitando il ricorso al medico e contribuendo alle interpretazioni dei sintomi di una malattia.

La malattia stessa, calata in diversi contesti, assume diversi significati.
"Non è banale affermare che una frattura a un polso abbia una rilevanza diversa per l'insegnante rispetto al muratore e al pianista" (Moja & Vegni) .

Dunque, il punto di vista del malato nasce dall'intersezione di sentimenti, aspettative e contesto che si influenzano a vicenda. Non è raro trovare un paziente molto spaventato da un sintomo che si integra con altri, simili a quelli appena avuti da un conoscente. Tutti questi elementi divengono oggetto di interesse per il medico e costituiscono una traccia utile per comprendere il punto di vista del paziente e migliorare il processo di cura.

CASANOVA E LA COMUNICAZIONE DIAGNOSTICA M-P.

L'ultimo brano che voglio riportare dalla *"Histoire"* di Casanova riguarda cosa dovrebbe dire il medico al suo paziente riguardo ad una diagnosi.
Siamo nel 1767, ci troviamo vicino a Mannheim dove c'è la corte del principe elettore palatino.

E questo è un colloquio tra Casanova ed il medico Francesco Algardi.

"Come sta il principe?". Gli domandai.
"Il povero principe ha al massimo ventiquattro ore di vita".
"Lui lo sa?".
"No, perché spera sempre. Però mi ha appena dato un dolore atroce, perché mi ha imposto di dirgli la verità nuda e cruda, e mi ha costretto a dargli la mia parola d'onore che gliela avrei detta, quindi mi ha chiesto se si trova in reale pericolo di morte".
"E lei gli ha detto la verità?".
"No certo. Non sono stato così stupido. Gli ho risposto che la sua malattia è mortale, ma che la natura e la scienza possono fare ciò che volgarmente viene chiamato un prodigio".
"L'ha dunque ingannato? Perché ha mentito?"
"Non l'ho ingannato, giacchè la sua guarigione rientra tra le cose possibili, non ho voluto semplicemente togliergli ogni speranza. Il primo dovere di un buon medico infatti è quello

di non togliere mai la speranza al suo paziente, perché la disperazione può soltanto affrettare la morte".

"*D'accordo, ma non può non ammettere di aver mentito, nonostante il duca le abbia chiesto la sua parola d'onore che avrebbe detto la verità.*"

"Neppure sotto questo aspetto ho mentito, perché so che può guarire."

"*Allora sta mentendo adesso?*"

"Neppure, perché il duca morirà domani."

"*Perdio, non c'è nulla di più gesuitico.*"

"Nessun gesuitismo. Dal momento che il mio primo dovere è quello di prolungare la vita del malato ..."

"*Certo lei ha perfettamente ragione, tuttavia ha ingannato il principe, perché lui voleva sentire da lei non quello che sapeva già anche lui, ma quello che l'esperienza deve averle insegnato. Ammetto peraltro che, essendo il suo medico, lei non poteva accorciargli la vita con una notizia mortale. In ogni caso non posso non concludere che lei fa un gran brutto mestiere.*"

UN GRAN BRUTTO MESTIERE

A sessant' anni nuovamente esiliato da Venezia Casanova è costretto ad accettaredi diventare bibliotecario del conte Waldstein, nello sperduto castello di Dux. La vitaal castello è l'opposto di quello che ha amato: solitudine, isolamento, esilio, povertà, umiliazione, l'età .... E come dicevo il medico deve sapere di vita ma anche di morte.

"*Sento che la morte è vicina, ma voglio giunga senza il mio aiuto, mi sentirei un suicida*".
La sua ultima relazione è epistolare con una bella quarantenne,Elisa,che gli scrive: "*Vero che non mi respingerete quando, in questi giorni, mi presenterò alla vostra porta ?*".

Risponde Casanova :

"*Mi è impossibile divina Elisa, resistere oltre alle vostre insistenti preghiere. Se non posso ricevervi, debbo almeno giustificarmi. Sono amministrato e provvisto di tutti i passaporti spirituali necessari a un cristiano per entrare, dopo questa vita terrestre, nel soggiorno dei beati immortali. Ma non vorrei che delle ridicole circostanze turbassero questo serio viaggio. La morte è un debito che va onorato ma che a un uomo d'onore è permesso di non pagare volentieri, dal momento che tale debito non è stato da lui contratto, ma dalla natura padrona e senza il suo consenso.*

Firmato :Casanova morente."

Al termine di questo capitolo penso che sarete d'accordo con me sul fatto che Casanova , esperto in comunicazione, sarebbe stato (ed in fondo lo è stato) anche un grandissimo medico.

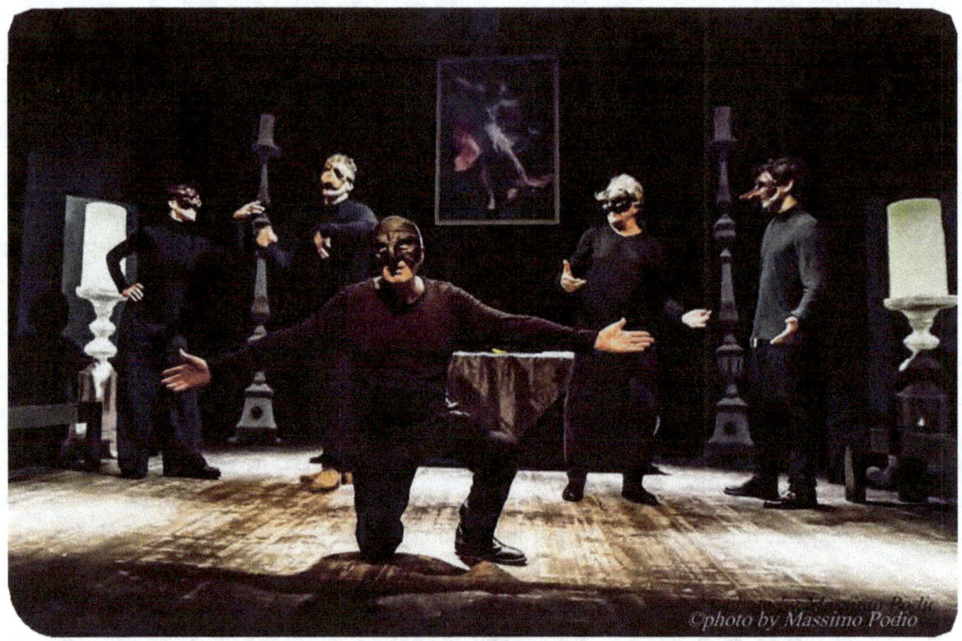

- Maschere e Casanova TBM

Capitolo 12

IL TRENO BLU

PRELUDIO AL POMERIGGIO DI UN DIABETICO

La personalità di Sergjei Diaghilev, ha marcato la cultura russa ed europea dell'inizio 900.

Diaghilev è il famoso fondatore e direttore dei "Balletti Russi" e presto diventa Diabetico.

Un diabetico di tipo 2 dei primi anni del secolo scorso.

La sua vita *"di eccessi"* viene segnata da una continua non osservanza dello stile di vita e del regime dietetico.

Ha creato Petruska, L'uccello di fuoco, Preludio al pomeriggio di un fauno, Il treno blu... con artisti come Stravinski, Debussy, Ravel, Satie, Prokofiev, scene di Picasso e De Chirico, costumi di Coco Chanel, testi di Jean Cocteau. Ha lanciato coreografi: Petipa, Leonide Massine, Nijsinki... Ha creato in poche parole il balletto moderno.

Fu molto legato a lui in uno sodalizio artistico, e non solo, il ballerino Vaslav Nijinski, che anche grazie a Diaghilev diventa uno dei più grandi danzatori e coreografi di tutti i tempi. Con una carriera sfolgorante, grandiosa e tragica, spesso paragonata a quella di Rudolf Nureiev.

Parla di Diaghilev anche Battiato.
(parte il brano Prospettiva Nevski di Battiato)
Come accennato nel 1921 viene diagnosticato a Diaghilev il Diabete, ma lui non fa molti sforzi per modificare la dieta. Il suo stile di vita frenetico con intensi stress, influisce sulla salute. Alterna periodi di diete strette ad altri di bulimia. Aumenta di peso, e questo peggiora il diabete.

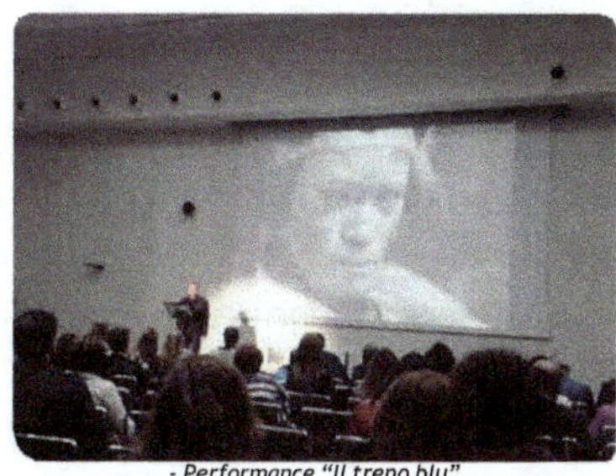

- Performance "Il treno blu"

PRIMA PARTE: L'IPOGLICEMIA.

Anno 1922.
Una cameriera entra nella stanza d'albergo di Diaghilev a Parigi.

"Sergiei, non dovreste mangiare dolci, ora che vi hanno scoperto la malattia diabetica."
 "Non voglio privarmi dei piaceri della vita."

E poi è stata scoperta la cura per il Diabete.
Presto sarà disponibile ed io la farò."
Intanto, pensa: oggi non mangio nulla.
Ed anche ieri ho fatto digiuno, così recupero!

Djaghilev rivede i suoi dagherrotipi, le foto di *"Preludio al pomeriggio..."*, la storia che a tutti i costi aveva fatto rappresentare a Nizinskij. Un ragazzo (un Fauno col suo flauto) sonnecchia in un caldo pomeriggio d'estate. Ha dei desideri inconsci. Si materializzano delle fanciulle, sono sei, ed una di loro,la grande ninfa, si prepara a fare un bagno nuda. Poi le ninfe si accorgono del fauno, fuggono via, ma nel riprendere i vestiti della grande ninfa dimenticano in terra un velo.
Mentre gira la pagina dell'album di foto inizia una ipoglicemia e contemporaneamente nel balletto, che rivede nella mente, va incontro alla Ipo anche il suo fauno.
(La suadente musica di Debussy la simula in modo perfetto,una ipoglicemia.)
La glicemia di Djaghilev si sta abbassando, sente una sudorazione fredda, una grande debolezza, i movimenti sono di colpo incerti, confusione, intorpidimento dei sensi.
Anche il fauno Nikinsy non fa più salti e balzi, niente altro che gli atteggiamenti incerti e i gesti di una animalità semicosciente. Si stende, si appoggia sui gomiti,cammina accovacciato, si rialza, avanza, indietreggia, con dei movimenti ora lenti, ora a scatti, nervosi, angolosi.
Il suo sguardo spia, le sue braccia si tendono.
Un atteggiamento inespressivo ...
Le onde della musica corrono e si spengono.
Le armonie fluttuanti di questa musica, hanno una struttura fragile e tremolante. Il disegno musicale si disfa, allarga in ogni momento di sua percezione sonora. Dalle armonie nasce il disegno di una corsa, il breve sciabordio del sogno che ritorna alla immobilità della meditazione.

Lui, il fauno, raccoglie il dolce velo perduto dalla ninfa, il suo profumo caramelloso l'inebria, vi si distende sopra come in un sogno, se ne ciba.

Il dolce che sente in bocca gli da uno strano piacere appagante.

Anche Sergjei nel frattempo riesce, pur muovendosi con difficoltà, a prendere e bere una tisana molto zuccherata.

Nizinkij rigenerato conclude la danza in modo aggraziato, pieno di fascino e la Musica di Debussy finisce, mentre Diaghilev superata la ipo, ripone le foto, si infila il cappotto e calza il cilindro.

Ha voglia di dolci ed un impellente bisogno fisiologico.

(In contemporanea va LA DANZA.)

Scoperta l'insulina Djaghilev inizia il trattamento con questa ma per colpa dei suoi comportamenti e della cattiva osservanza della terapia (che sospende) dal 1927 iniziano le complicanze con una foruncolosi infettiva.

SECONDA PARTE : IL TRENO BLU.

Anno 1927.

Il treno blu era un famoso *"Treno "* che collegava Parigi alla costa Azzurra. Ed è anche il titolo di un balletto prodotto da Diaghilev che usò un quadro con due danzanti obese in blu di Picasso come Fondale di scena.

Il treno blu sta fermo da più di un' ora alle porte di Parigi.

Un merci ha deragliato e stanno riparando il binario.

"Ci mancava anche questa".

Con il volto tirato, invecchiato in poche ore, D. va su e giù lungo il corridoio, guardando il buio oltre il finestrino dove il gelo si condensa in lacrime immobili e brillanti. Fuori piove. La vettura è surriscaldata, ma lui, ha freddo, un freddo penetrante che gli gela le ossa e si insinua fino al cuore. Ci voleva una coppa di champagne da bere con piacere.

Mi accontenterò di un vino. Sul vino i francesi sono impareggiabili.

La paura, le notti insonni, questa strana malattia che dapprima non mostra il suo vero volto e appare innocua, docile, pronta ad arrendersi alle direttive del medico, pronta a sparire ! Ma che a poco a poco prende piede, invade ogni spazio, si impadronisce di una parte sempre più grande della vita, e diventa la vita stessa. questa malattia fantasma che gli è stata diagnosticata, e che si chiama Diabete.

Djaghilev è in balia di quella cupa irragionevole ansia che s'impadronisce di un essere sul far della notte e che sembra non appartenere alla sfera dello spirito quanto a quella del corpo stanco.

"Eppure come dormivo bene solo 5 anni fa, come tutto era facile, leggero, senza importanza."
"Adesso la vita è tracciata.
Perchè tremo?
Uffa, se la pioggia si fermasse un istante!
L'uomo non muore tutto d'un colpo, bisogna che s'arrenda alla morte...".
Beve un borgogna corposo, fuma un po' per il corridoio. Una donna passando lo urta e gli sorride, ma lui distoglie lo sguardo con indifferenza.
È una piccola avventuriera di Biarritz ...La
donna si dilegua.

D. rientra nel suo scompartimento.
"Farò una bella dormita stanotte." Pensa.
Tutt'a un tratto si sente spossato, e ha le gambe pesanti e indolenzite. Scosta la tendina, guarda soprappensiero la pioggia scrosciare lungo il vetro buio. Le gocce scendono rapide, si confondono, spinte dal vento, come lacrime, come furtive lacrime... D. si sveste, si mette a letto e sprofonda con forza il viso nel guanciale. Mai aveva provato una tale stanchezza e si addormenta sognando il suo amico Enrico Caruso che gli canta una romanza....e lucean le stelle....
(CANZONE di Caruso.)

TERZA PARTE. IPERGLICEMIA : L'ULTIMA DANZA.

Mese di agosto 1929 a Venezia.
 ...Scende all'Hotel Des Bains al Lido.
Lui che non gradisce trovare in stanza la sua insulina ma un calice di champagne ...
E dei dolci, ancora dolci e ... champagne ...
La stanza è accogliente, un tavolo rococò piazzato al centro, carico di selvaggina, di pesce in gelatina, di ostriche su vassoi d'argento, e adorno di pizzi veneziani, con la frutta e i dolci in due piramidi uguali.

Dijaghilev prepara una sua nota biografica:

Ero giovane e pieno di idee

Volevo far intraprendere al Teatro

Le vie nuove che seguo ancor oggi.

Sono un gran ciarlatano, ma un brillante ciarlatano.

Poi sono un gran seduttore ed anche un gran villano.

Infine sono un individuo dotato di grande logica

e pochi principi.

Questo è il mio autoritratto.

"Posso portare via?"

"No, mia cara lascia tutte le leccornie qui.".

"Si signore"

"Ieri sera la tisana non era abbastanza zuccherata".

"Bene signore".

"Il signore desidera subito la sua medicina?"

"Domani,domani ricomincio a fare l'insulina".

"Ho evitato di fare un viaggio in nave negli Stati Uniti perché una maga

mi aveva predetto che sarei morto sull'acqua."

La cameriera neanche risponde e scompare.

Era il giorno d'estate più bello e più caldo che ci si potesse augurare.

Scende in spiaggia, si adagia su di una sedia sdraio e per un po' si perde nell'ammirazione

di un bel ragazzo ... poi risale.

Si mette davanti ad un grande specchio, unica superficie chiara insieme al soffitto bianco,

in mezzo a pareti scure e divanetti di velluto rosso. Si sente intorno un aroma impercettibile

di caffè, di fragole, di ottima acquavite invecchiata.

E Mangia, mangia, mangia.

Bisogna osservare bene, bisogna ricordare bene, per esempio le ultime fragole gustate,

e le mani di Vaslav.

Mi ricordo... mi ricordo......

Mi ricordo ....

Un Segnale acustico nella testa, molto prima della nascita dei glucometri, ricorda il superamento della glicemia massima. Sete, sete, visione offuscata, eccitazione, alimentazione smodata.

Gli sembra di danzare anche lui, in questo afoso agosto la danza del burattino in preda al destino: **PETRUSKA**. Tre burattini animati per stregoneria da un ciarlatano di fronte alla folla del carnevale di San Pietroburgo. L'amore del poetico ed infelice Petruska per la sua ballerina, Colombina, e della forza bruta e violenta del Moro che lo uccide, geloso, con la sua spada.

Lui che non trova la sua insulina ma un calice di champagne...
Del cibo gustoso, e dei dolci, ancora dolci,
panna e champagne con vodka...
Così appunta su di un foglio di carta dell' albergo.

"Il cerchio è una cosa completa. Il movimento perfetto.
Ogni cosa è basata su di lui: la vita, l'arte, e certamente la mia arte.
È la linea perfetta. L'intero mio sistema di notazione della danza è basato sul cerchio."

IL CERCHIO BLU è il simbolo recente del Diabete...
Un fiotto di sangue esce dalla bocca piena di pasticcini.

L'insulina che andava fatta come trattamento precoce, senza lasciarsi trascinare dall' inerzia terapeutica,e che lui, pur avendo avuto la fortuna di averla a disposizione tra i primi al mondo, l'ha abbandonata perché l'ha vissuta come una minaccia non come una opzione efficace.

Un fiotto di sangue esce dalla bocca piena di pasticcini.

Accorre la cameriera:
 "Signore, Sergiej, la sua insulina...
 Non ha fatto la sua insulina..."

Un fiotto di sangue esce dalla bocca piena di pasticcini.
"Signore, Sergiej, la sua insulina...

Djaghilev vede la luce del sole al tramonto specchiarsi sulla laguna, vede l'acqua brillare. E vede passare immagini, ode una risata leggera e dolce, percepisce delle forme vaghe di danzatori come se galleggiassero a pelo d'acqua all'imbrunire. Ombre che turbinano un istante e scompaiono.

Ed alla fine la sua mente entra in un campiello e sbuca in un antico vicolo russo, una bottega illuminata della sua infanzia. Una candela dietro un vetro gelato fa intravvedere appeso alla parete della stanza un quadro con Diaghilev da giovane ed alle spalle la fedele tata.

La sera, la neve che cade e lui ode una voce:

 "Sergiei, Sergiei"!..

Chiamare, soffocata dalla neve, mentre sente sulle labbra fondere i grossi fiocchi di neve, con puro sapore di ghiaccio acquoso, cibo delizioso e finalmente non pericoloso di un tempo lontano.

E chiude gli occhi.

 Il 19 agosto 1929 Diaghilev,il famoso fondatore del Balletti russi,
  muore per il diabete a Venezia,i funerali li paga la grande stilista
  Cocò Chanel.

Una morte a nemmeno sessant'anni. (57).

Una Morte che sa di sortilegio e di suicidio rituale.

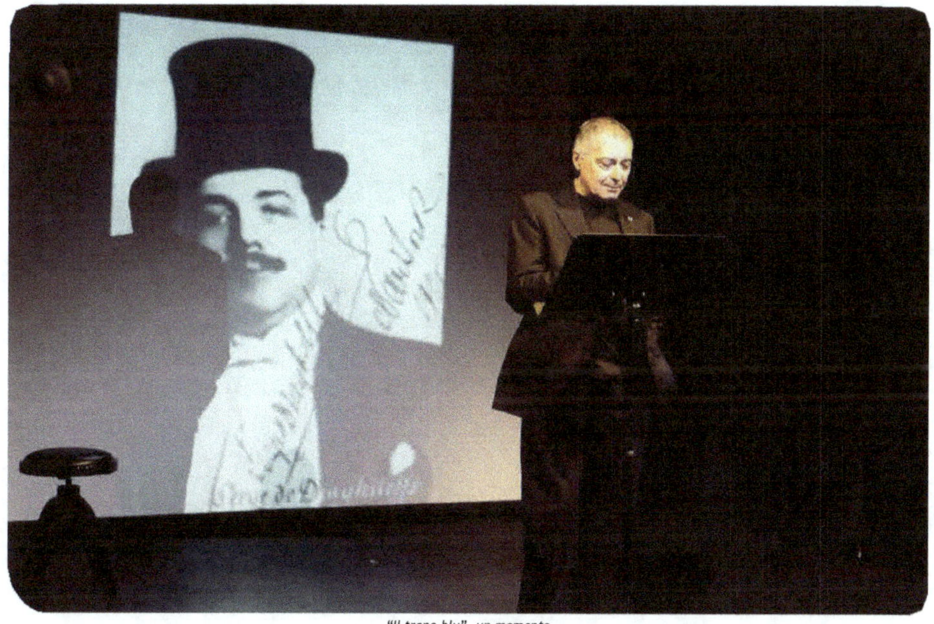

-"Il treno blu", un momento

Capitolo 13
SCENE DA COMMEDIE FAMOSE CON TEMA MEDICINA

ANTOLOGIA TBM

SCENE DA COMMEDIE FAMOSE CON TEMA MEDICINA

Da KNOCK O IL TRIONFO DELLA MEDICINA
di Jules Romains

scena KNOCK E LA SIGNORA IN NERO

(Sala d'attesa dell'ambulatorio medico di **KNOCK** *(K) È vuota, c'è solo la signora in nero (S. NERO). Ha quarantacinque anni e respira avarizia paesana e stitichezza.)*

KNOCK: Siete voi la prima, signora?

(Fa entrare la signora in nero nello studio e chiude la porta).

Voi siete di questo Comune, vero?

SIGNORA IN NERO: Sono del Comune.

KNOCK: *(facendola accomodare):* Sempre di San Maurizio?

S. NERO: Abito nella grande fattoria che si trova sulla strada di Luchére.

KNOCK: È vostra?

S. NERO: Sì, mia e di mio marito.

KNOCK: Se la gestite Voi stessa dovreste avere molto lavoro?

S. NERO: Pensate, signore! Diciotto vacche, due buoi, due tori, una giumenta e il puledro, sei capre, una buona dozzina di maiali, senza contare gli animali da cortile.

KNOCK: Diavolo! Non avete domestici?

S. NERO: Diamine sì. Tre servitori, una serva e i giornalieri nella bella stagione.

KNOCK: Vi compiango. Certamente non deve avanzarvi il tempo per curarvi!

S. NERO: ...no.

KNOCK: Però voi soffrite?

S. NERO: Non è proprio il termine giusto, sono affaticata.

KNOCK: Sì, voi chiamate ciò fatica *(si avvicina alla signora)*. Fate vedere la lingua. Non dovete avere molto appetito.

S. NERO: Esatto.

KNOCK Siete stitica?

S. NERO: O sì, molto.

K *(la visita):* Abbassate la testa. Respirate, Tossite. *(Percuote con il martelletto la colonna dorsale)* Non siete mai caduta da una scala quando eravate piccola?

S. NERO: Non me ne ricordo.

KNOCK: *(le palpa e percuote il dorso, le preme bruscamente sui lombi)* Non avete male qui la sera quando andate a letto? Una specie di curvatura?

S. NERO: Sì alle volte.

KNOCK: *(continua ad auscultarla)* Cercate di ricordare. Deve essere stata una grande scala.

S. NERO: Potrebbe essere.

KNOCK *(molto deciso):* Era una scala di circa tre metri e mezzo, appoggiata contro un muro. Siete caduta indietro. E la natica destra fortunatamente vi ha protetta.

S. NERO: Ah sì.

KNOCK: Avevate già consultato il dottor Parpalaid?

S. NERO: No mai.

KNOCK: Perché?

S. NERO: Non dava consultazioni gratuite.

KNOCK *(la fa sedere)*. Vi rendete conto del vostro stato?

S. NERO: No

KNOCK *(si siede di fronte a lei)* Tanto meglio. Avete o non avete voglia di guarire?

S. NERO: Si, Ne ho voglia.

KNOCK: Preferisco anticiparvi subito che sarà molto lungo e costoso.

S. NERO: O mio Dio e perché?

KNOCK: Perché non si guarisce in cinque minuti un male che dura da vent'anni.

S. NERO: Da vent'anni?

KNOCK: Sì, da quando siete caduta dalla scala.

S. NERO: E quanto mi costerà?

KNOCK: Quanto valgono i vitelli oggi?

S. NERO: Dipende dai mercati e dal peso. Ma non se ne possono avere certo di buoni a meno di quattro o cinquecento franchi.

KNOCK: E un maiale grasso?

S. NERO: Ce ne sono che valgono più di mille.

KNOCK: Bene, bene! Vi costerà circa due vitelli e due maiali.

S. NERO: Cosa? Quasi tremila franchi? È un disastro, Gesù Maria!

KNOCK: Se Voi preferite fare un pellegrinaggio, non ve lo impedisco.

S. NERO: Oh! Un pellegrinaggio, anche quello è caro e spesso non da risultati. *(Silenzio)* . Ma cosa posso dunque avere di così terribile?

KNOCK *(con grande cortesia)* Ve lo spiegherò in un minuto alla lavagna. *(Va alla lavagna e comincia un disegno)* Ecco la vostra spina dorsale, in sezione e molto schematicamente, chiaro? Si può Riconoscere qui il vostro fascio di Turck e qui la vostra colonna di Clarke.

Mi seguite? Ebbene, quando siete caduta dalla scala, il vostro Turck e il vostro Clarke sono scivolati in senso inverso *(traccia delle frecce di direzione)* di qualche decimo di millimetro. Voi mi direte che è molto poco. Evidentemente, ma è in un bruttissimo posto. E poi voi avete qui uno stiramento continuo che si esercita sulla vostra muscolatura.

S. NERO: Mio Dio! Mio Dio!

KNOCK: Siate certa che non morirete dall' oggi al domani.

S. NERO: Oh! Sono stata ben sfortunata a cadere da quella scala!

KNOCK: Mi chiedo anche se non sarebbe meglio lasciare le cose come stanno. Il denaro è così duro da guadagnare. Tanto più che di anni in vecchiaia se ne hanno sempre abbastanza, per il piacere che danno!

S. NERO: E facendo questo...più grossolanamente, non potreste guarirmi a minor costo?..A condizione che sia comunque ben fatto.

KNOCK: Quello che posso proporvi, è di mettervi in osservazione. Non vi costerà quasi nulla. Tra qualche giorno vi renderete conto Voi stessa della piega che prenderà il male, e vi deciderete.

S. NERO: Sì, va bene così.

KNOCK: Bene. Rientrerete a casa. Siete venuta in vettura?

S. NERO: No a piedi.

KNOCK *(mentre scrive la ricetta seduto alla scrivania)* Bisognerà cercare e trovare una vettura. Appena arrivata vi metterete a letto. Una stanza nella quale sarete sola per quanto possibile. Fate chiudere le imposte e tirare le tende in modo che la luce non vi disturbi. Fate attenzione che nessuno vi parli. Nessun alimento solido per una settimana. Un bicchiere di acqua di Vichy ogni due ore, e, rigorosamente, metà biscotto mattina e sera ammorbidito in un dito di latte. Ma preferirei che non prendeste biscotti. Non direte che vi ordino dei rimedi costosi! Alla fine della settimana, vedremo come vi sentirete. Se siete gagliarda, se le forze e la gaiezza sono tornate, vuol dire che il male è meno serio di quanto si creda, ed io sarò il primo a rassicurarvi. Se, al contrario, provate una debolezza generale, pesantezza di testa, una certa dolenzia nell'alzarvi, non sarà più permesso esitare e cominceremo la cura. D'accordo?

S. NERO *(sospirando)*: Come volete.

KNOCK *(indicando la ricetta)*: Vi ricordo le mie prescrizioni...verrò a vedervi presto.

(Le dà la ricetta e la accompagna alla porta).

Scena   LA SIGNORA IN VIOLA

(La Signora in viola (SV) ha 60 anni, si appoggia regalmente ad un bastone. Entra nello studio del dottor **KNOCK** *(K)).*

SIGNORA IN VIOLA (con enfasi) : Dovete essere molto sorpreso, dottore, di vedermi qui.

KNOCK: Si. Un po' sorpreso, madame.

SIGNORA IN VIOLA: Che una signora Pons, nata signorina Lempoumas, venga ad una visita gratuita è in effetti assai straordinario.

KNOCK: È soprattutto lusinghiero per me.

S.VIOLA: Vi direte forse che questo è il grazioso risultato dell'attuale guazzabuglio, e mentre un gran numero di cafoni e commercianti di maiali girano in carrozza e sorseggiano champagne, una signorina Lempumas, la cui famiglia risale senza interruzioni fino al XIII° secolo, che ha posseduto la metà del paese, e che è imparentata con tutta la nobiltà e la alta borghesia dello stato, è ridotta a far la coda con i poveri e povere di San Maurizio. Ammetterete, dottore, che tutto ciò è paradossale.

KNOCK *(la fa sedere)* : Ebbene sì, signora.

S.VIOLA: Non vi dirò che le mie entrate sono rimaste quelle di un tempo, né che ho conservato una casa con sei domestici e quattro cavalli come abitudine della mia famiglia fino alla morte dello zio. Ho perfino dovuto vendere lo scorso anno un poderedi cento sessanta ettari, la Michouille, che avevo ereditato dalla nonna materna. Questo nome "la Michouille" ha origini greco-latine, a quanto dice il signor curato. Deriverebbe damycodium e vorrebbe dire: ripugnanza ai funghi, per questa ragione che non si sarebbe trovato mai un solo fungo

su questo terreno, come se il suolo ne avesse orrore. È vero che con le imposte e le riparazioni non mi fruttava più che una somma ridicola, ed inoltre, dopo la morte di mio marito, i fattori abusavano volentieri della situazione e chiedevano continuamente riduzioni o dilazioni. Ne avevo abbastanza. Non credete dottore che, a conti fatti, ho fatto bene a sbarazzarmi di questo podere?

KNOCK *(Molto attento):* Lo credo signora, soprattutto se avete investito bene il vostro denaro.

S.VIOLA: Ahi! Voi avete toccato il vivo della piaga. Mi domando giorno e notte se l'ho ben investito e ne dubito, ne dubito terribilmente. Ho seguito il consiglio del notaio pensandolo il migliore degli uomini. Ma lo credo meno lucido del tavolino rotondo della sua cara moglie che, come saprete, è servito talora per le sedute spiritiche. In particolare, ho acquistato un pacchetto di azioni minerarie. Dottore, che ne pensate voi delle azioni minerarie?

KNOCK: In linea generale sono degli eccellenti valori, forse un po' instabili, soggetti a rialzi sconsiderati seguiti da ribassi inesplicabili.

S.VIOLA: Ah! Mio Dio! Mi fate venire la pelle d'oca. Ho l'impressione di averle acquistate in pieno rialzo. E ne ho per più di cinquantamila franchi. Peraltro è una follia mettere una somma

simile nelle minerarie quando non si è molto fortunati.

KNOCK: Mi sembra, in effetti, che un tale investimento non dovrebbe mai rappresentare più di un decimo dell'avere totale.

S.VIOLA: Ah? Non più di un decimo? Ma se non rappresenta più di un decimo allora non è una vera follia?

KNOCK: Per niente.

S.VIOLA: Mi rassicurate dottore. Ne avevo bisogno. Voi non potete credere che tormento mi dà la gestione dei miei quattro soldi. Talvolta mi dico che dovrei avere altre preoccupazioni per scacciare quella. Dottore, la natura umana è una povera cosa. È scritto che non possiamo scacciare un tormento se non assumendone un altro al suo posto. Ma almeno si trova un po' di tregua cambiando. Non vorrei più pensare tutto il giorno ai miei affittuari, ai miei fattori, ai miei titoli. Alla mia età non posso rincorrere avventure amorose, né iniziare un viaggio attorno al mondo. Ma Voi aspettate, senza dubbio, che vi spieghi perché sono venuta alla vostra consultazione gratuita?

KNOCK: Quale che sia la vostra ragione, signora, è sicuramente eccellente.

S.VIOLA: Ecco. Ho voluto dare l'esempio. Trovo che voi avete avuto una bella e nobile ispirazione. Ma conosco la mia gente. Ho pensato: "Non ne hanno l'abitudine, non ci andranno. E questo signore ci resterà male per la sua generosità". E mi sono detta: "Se vedono che una signora Pons, signorina Lempoumas, non esita a inaugurare le consultazioni gratuite, non avranno

più paura di presentarsi", perché i miei anche minimi gesti vengono osservati e commentati. Il gioco è fatto. Ci sarà la fila fra poco qui fuori, caro dottore.

KNOCK: Il vostro comportamento è molto lodevole signora. Vi ringrazio.

S.VIOLA *(si alza e fa come per andare via)* Sono felice, dottore, di aver fatto la vostra conoscenza. Resto a casa tutti i pomeriggi. Viene sempre qualcuno. Facciamo salotto attorno a una vecchia teiera Luigi XV che ho ereditato

dai miei avi. Ci sarà sempre una tazza da parte per voi.

(KNOCK si inchina, la signora in viola va verso la porta).

Sapete che io sono veramente molto, molto tormentata dai miei affittuari e dai miei titoli.

Passo delle notti senza dormire. È orribilmente stancante. Non conoscete, dottore, un segreto per far dormire?

KNOCK: È molto tempo che soffrite d'insonnia?

S.VIOLA: Molto, molto tempo.

KNOCK: Ne avete parlato al dottor Parpalaid?

S.VIOLA: Sì, molte volte.

KNOCK: E cosa vi ha detto?

S.VIOLA: Di leggere ogni sera tre pagine del codice civile. Era uno scherzo, il dottore non ha mai preso la cosa sul serio.

KNOCK: Forse ha avuto torto. Ci sono dei casi di insonnia il cui significato è di una eccezionale gravità.

S.VIOLA: Veramente?

KNOCK: L'insonnia può essere dovuta ad una turba essenziale della circolazione intracerebrale, in particolare ad una alterazione dei vasi detti "a cannello di pipa". Forse voi avete, signora, le arterie del cervello a cannello di pipa.

S.VIOLA: Cielo! A cannello di pipa! L'uso del tabacco, dottore, è implicato in qualche modo? Io uso il tabacco un po'.

KNOCK: È un punto che bisognerebbe esaminare. L'insonnia inoltre può derivare da un attacco profondo e continuo alla sostanza grigia da parte della nevroglia.

S.VIOLA: La nevroglia! Deve essere spaventoso. Spiegatemelo dottore.

KNOCK *(con molta calma)* Immaginatevi un granchio, o un polipo, o una gigantesca aragosta che vi sta rosicchiando, succhiando e triturando il cervello.

S.VIOLA: Oh! *(crolla in una poltrona)*.C'è da svenire dall'orrore. È certamente quello che devo avere io. Lo so bene. Ve ne prego, dottore, uccidetemi subito. Una puntura, una puntura! O piuttosto, non abbandonatemi. Mi sento sprofondare all'ultimo stadio dello spavento.

(Silenzio).

Deve essere assolutamente incurabile. È mortale?

KNOCK: No.

S.VIOLA: C'è una speranza di guarigione?

KNOCK: Sì, alla lunga.

S.VIOLA: Non ingannatemi dottore. Voglio sapere la verità.

KNOCK: Tutto dipende dalla regolarità e dalla durata del trattamento.

S.VIOLA: Ma di cosa si può guarire? Della cosa a cannello di pipa o del granchio? Perché io lo so bene, nel mio caso è piuttosto il granchio.

KNOCK: Si può guarire dall'uno e dall'altro. Non oserei forse dare questa speranza ad un ammalato qualsiasi, che non avrebbe né il tempo né i mezzi per curarsi con i metodi più moderni. Con Voi è diverso.

S.VIOLA *(alzandosi)*: Oh! Io sarò un'ammalata molto docile, dottore, sottomessa come un cagnolino. Farò tutto quello che devo fare, soprattutto se non è troppo doloroso.

KNOCK: Nessun dolore dal momento che si impiega la radioattività. L'unica difficoltà è di avere la pazienza di seguire molto saggiamente la cura per due o tre anni, avere sottomano un medico che si dedichi ad una sorveglianza incessante del processo di guarigione, al calcolo minuzioso delle dosi di radioattività, e a visite quasi quotidiane.

S.VIOLA: Oh! Io pazienza ne avrò, ma siete Voi, dottore, che forse non volete occuparvi di me per tutto il tempo che sarà necessario?

KNOCK: Volere, volere! Non domando di meglio. Si tratta piuttosto di potere. Abitate lontano?

S.VIOLA: No, a due passi, la casa di fronte.

KNOCK: Cercherò di fare un salto tutte le mattine da Voi. Eccetto la domenica, e il lunedì, giorno di consultazione.

S.VIOLA: Non sarà un intervallo troppo lungo, due giorni di seguito? Resterei per così dire senza cure dal sabato al martedì?

KNOCK: Vi lascerò delle istruzioni dettagliate. E poi se trovo un minuto passerò la domenica mattina o il lunedì pomeriggio.

S.VIOLA: Meglio, meglio. E che cosa devo fare subito?

KNOCK: Rientrate a casa. Andate in camera da letto. Verrò a vedervi domani mattina e vi esaminerò più a fondo.

S.VIOLA: Non devo prendere farmaci oggi?

KNOCK *(seduto)*: Ah...sì. *(scrive una ricetta)*. Passate dal signor Mousquet e pregatelo di preparare subito questa piccola prima ricetta.

(lei esce).

Scena KNOCK E I DUE GIOVANOTTI

(Il primo giovanotto (PG) e il secondo giovanotto (SG) entrano nello studio.)

KNOCK *(rivolgendosi agli altri numerosi pazienti nella sala d'attesa)*
Ma cos'è tutta questa gente? *(Guarda l'orologio)*.
Non sapete che la consultazione gratuita finisce alle undici e mezzo?
Non posso ricevervi tutti questa mattina. Venite lunedì prossimo,oppure a pagamento

ancora questa mattina. Chi è il primo?

(*Due giovanotti avanzano, si trattengono dal ridere, si spingono da dietro, strizzano l'occhio, scoppiano a ridere improvvisamente. Dietro a loro gli altri pazienti si divertono e commentano a bassa voce.*)

KNOCK (*stizzito, fa finta di niente.*): Quale di voi due?

PRIMO G. (*guarda di lato, ride e mostra un po' di paura*): Ah! Ah! Ah!

KNOCK: Non vorrete entrare assieme!?

PRIMO G: Sì! Sì! Ah! Ah! Ah! (*Ridono tutti e due i giovanotti*).

KNOCK: Non posso ricevervi assieme. Scegliete. Innanzitutto mi sembra di non avervi visti poco fa. Ci sono altre persone prima di voi.

PRIMO G: Ci hanno ceduto il loro posto. Chiedetelo. Ah! Ah!

(*Continuano a ridere*).

SECONDO G. (*Tracotante*). Noi due andiamo sempre assieme. Facciamo coppia fissa. Ah! Ah! Ah!

KNOCK (*mordendosi le labbra e con freddezza*): Entrate! (*Chiude la porta. e si rivolge al primo giovanotto*) Spogliatevi! (*Al secondo indicando la sedia*)

Voi sedete là! (*I due giovanotti si scambiano tra loro segni, risatine...*).

PRIMO G (*ha soltanto pantaloni e camicia*). Devo mettermi tutto nudo?

KNOCK: Toglietevi anche la camicia! Basta con le pagliacciate!

(*Il dottor **KNOCK** si avvicina, gira attorno all'uomo, palpa, percuote, ausculta, tira su la pelle, gira le palpebre,solleva le labbra. Poi va a prendere una lampada a riflessione, la mette lentamente sul capo, ne proietta la luce abbagliante in faccia al ragazzo, in fondo alla gola, sugli occhi; gli indica il lettino*) Stendetevi la sopra!

Svelto! Tirate su le ginocchia! (*Palpa il ventre, applica qua e là lo stetoscopio*) Allungate le braccia!

(*Esamina le spalle, prende la pressione arteriosa, controlla i riflessi.*) Bene, rivestitevi! (*Silenzio. Il primo giovanotto si riveste*)

Avete ancora vostro padre?

PRIMO G: No, è morto

KNOCK: Improvvisamente?

PRIMO G: Sì.

KNOCK: Ecco, lo sapevo. Non doveva essere vecchio.

PRIMO G: No, quarantanove anni.

KNOCK: Così vecchio! (*Lungo silenzio. I due giovanotti non hanno più voglia di ridere. Il dottor **KNOCK** va a rovistare in un angolo della stanza presso un mobile e prende dei grandi* *cartelloni illustrati che rappresentano i principali organi nell'uomo sano e nell'uomo affetto da alcolismo "all'ultimo stadio". Al primo giovanotto, con cortesia).*

Vi farò vedere in che stato sono i vostri organi principali. Ecco i reni di un uomo ordinario. Ecco i vostri. Ecco il vostro fegato: è più rovinato di quanto non sia rappresentato qui.

(Poi il dottor **KNOCK** *va tranquillamente a rimettere i cartelloni al loro posto).*

PRIMO G *(Timidamente):* Dovrei forse smettere di bere?

KNOCK: Fate come volete.

PRIMO G: Ci sono delle medicine da prendere?

KNOCK: Non ne vale la pena. *(Rivolgendosi al secondo giovanotto)* Adesso tocca a voi.

PRIMO G: Se volete, signor dottore, io tornerò per una consultazione a pagamento.

KNOCK: Non c'è bisogno, ormai state qui!

SECONDO G: *(mestamente):* Io non ho niente signor dottore.

KNOCK: Che ne sapete Voi?

SECONDO G: *(arretra, tremando)* Io sto bene, signor dottore.

KNOCK: Allora perché siete venuto?

SECONDO G: Per accompagnare il mio amico.

KNOCK: Non era abbastanza grande per venire da solo? Andiamo, spogliatevi!

SG: *(va verso la porta):* No, no signor dottore, non oggi, tornerò, signor dottore.

(Silenzio).

Il dottor **KNOCK** *apre la porta. Si sente il brusio delle persone che ridono. Lascia passare i due ragazzi che escono con delle facce sconvolte e spaventate, attraversano la sala d'attesa fra i pazienti improvvisamente silenziosi... come se fossero da un funerale.)*

IL RAPPORTO M-P in GOLDONI

Scena da **IL MEDICO OLANDESE.**

(Monsieur **GUDEN** *il malato, mounsieur* **BAINER** *il medico.*

Guden è in attesa nello studio del medico).

GUDEN: Ah, beltà non curo, e non mi giova virtù.

Mi occupa il solo, il tristo pensiero di mia salute.

Tristo pensiero finora, ch'ogni sventura avanza,

E in sì grand'uomo soltanto mi resta una speranza.

BAINER: Signore... *(Entra il dottore e lo saluta).*

GUD: Deh, soccorrete uno che non spera invano. *(Gli va incontro).*

Di uscir, vostra mercede, fuor di miseria...

BAI. Piano, piano. *(Indica due sedie)*.

GUD. Dottore, sono per me Perigliosi i momenti.

BAI. Il vostro polso. *(Chiede il polso a monsieur Guden)*.

GUD. Oimè! *(Nel dargli il polso si preoccupa)*.

BAI. *(Dopo aver sentito il polso)* Sediamoci!

GUD. Vi supplico, signore, Mi sento un tale affanno...

BAI. Non abbiate timore. Sedete.

GUD. Ch'io vi esponga, signor, non sdegnate. Tutte le stravaganze di questo mal.

BAI. Narrate.

GUD. Or la decima luna sarà, s'io non m'inganno,

Il cuore un dì mi sento assalire da un affanno.

Dal cuore in pochi istanti mi parve a poco a poco

Stendersi per le membra, e dilatarsi un foco.

Mi sento il capo acceso, tremo, mancar mi sento,

Più non mi reggo, e credo morire in quel momento.

Stendo al polso la mano; mi pare più non sentirlo.

Corro, così tremante, fin dove non so dirlo.

Acqua, gridando, andava; chi mi soccorre? io spiro.

Mi portano alfine dell'acqua; bevo, e respiro.

Ma che?

Ma la notte, la notte è il mio crudele tormento.

Quando la sera imbruna, s'accresce il mio spavento

Mi pare che mi si stacchino le viscere dal petto;

Sei, sette volte almeno balzo dal letto.

E se mi prende il sonno, ahi che dormir funesto!

Vedo leoni e demoni, e con tremor mi desto.

A tavola, a teatro, in un festino, al gioco,

Mi Sento questa fiamma salire a poco a poco;

E funestar temendo altrui colla mia morte,

Mi forza un rio timore fuggir da quelle porte.

Niente mi consola, ogni piacer mi è odioso,

Son diventato agli altri e a me stesso noioso.

Voi, Dottore, porgete a tanto mal ristoro,

O questo dì non passa, ch'io mi consumo e moro.

BAI. Altro da narrare vi resta?

GUD. Son cento i miei malori,

Ma vi narrai per ora i sintomi peggiori.

Se male io mi spiegai, se il labbro mi tradì,

Ritornerò da capo.

BAI. No, no, basta così. V'intesi a sufficienza. Di qual paese siete?

GUD. Soccorretemi prima. Poi chi sono lo saprete.

BAI. Sì, vi soccorrerò; ma per un tal malore. Siate sicuro intanto, signore, che non si more. **GUD** Come? Se da dieci mesi mi sento morire ogni ora?

BAI. Siete Morto tante volte, e siete vivo ancora? Son flati, son vapori, son convulsioni interne; Son mali che spaventano chi teme, e non discerne. Sentite il buon tabacco.

(gli offre del tabacco).

GUD. Signor, vedo che invano Per consigliarmi con voi partii sì da lontano.

Ed il veder ch'io sono sì poco consolato, Creder mi fa che il male sia grave e disperato.

BAI. Voi, che fin qua veniste, pieno di fantasmi rei,

Quale concetto avete finora dÈ fatti miei?

GUD. Signor, tanto vi stimo, che fin dal settentrione

Venni a cercar da voi rimedio e direzione.

Moscovia, Danimarca, la Prussia, la Sassonia,

La Svezia, il mio paese natio, ch'è la Polonia,

E l'Inghilterra, che pochi lodano per costume

Voi della Arte Medica siete chiamato il nume.

Volai sino in Olanda per monti, fiumi e valli,

Lenti mi parevano al corso i rapidi cavalli,

E tosto che le mura ho di questa città vedute,

Dissi fra me giulivo: ecco la mia salute.

BAI. E il moto salutevole sì poco vi ha giovato?

GUD. Ah, signore, il mio male, lo vedo, è disperato.

BAI. No, cerchiamo la cagione, che misero vi rende. Questa non vien dal corpo, ma dallo spirito dipende. All'esame, all'esame.

GUD. Ora mi consolate. Fatemi le ricerche dall'arte praticate.

BAI. Dite, signor Polacco, come si sta d'amori?

GUD Perché non domandate se ho sete, se ho dolori? *(mortiflcato).*

BAI: Non studiai soltanto Ippocrate e Galeno. Di medico son io filosofo non meno.

E di cento ammalati, ricorsi all'arte mia, Ottanta ne guarisce una buona filosofia.

All'esame, all'esame. È amor che vi tormenta?

GUD: Signor, quella ch'io amava, miseramente è morta.
BAI: Quant'è che più non vive?
GUD: La misera morì poco pria ch'io giungessi a delirar così.
BAI: E a me pel vostro male dunque chiedete aiuto?
Volete per guarirvi ch'io la richiami in vita?
Giovine appassionato, capite or le ragioni
Fondate, ragionevoli, di mie interrogazioni?
GUD: Ma, dottore, il principio può esser metafisico;
Ma il mal che ora m'affligge, è doloroso e fisico.
Si è tanto abituato, reso si è così forte,
Che adesso ogni momento minacciami la morte.
BAI: Che morte? Che minacce? Scacciate ogni timore;
Per questo mal, vi replico, di certo non si muore.
Voi bramereste, lo vedo, l'alta consolazione,
Che sopra il vostro male facessi una lezione
Coi termini dell'arte, con qualche anatomia...
Ma non sarebbe questa la cura giusta!
La visita è finita!
(Lo saluta).

Varie scene de "IL MALATO IMMAGINARIO" di Molìere.

Da Atto Secondo, scena V. *(Il dottor Diarroico, Tommaso Diarroico, Argante il malato, Angelica, Antonietta.)*

ARGANTE :*(il malato immaginario, mettendo la mano alla berretta senza togliersel*a) Signore, il dottor Purgante mi ha proibito di tenere il capo scoperto. Voi siete del mestiere, conoscete le conseguenze.

DOTTOR DIARROICUS :Facciamo le nostre visite per portare aiuto ai malati, non per recar loro un incomodo.

ARGANTE :Vi ricevo, Signore ...*(Parlano entrambi nel medesimo tempo, interrompendosi* *l'un l'altro e confondendo le voci.)*

DOTTOR DIARROICUS: Siamo venuti, Signore ...

ARGANTE: Con infinita soddisfazione ...

DOTTOR DIARROICUS: Mio figlio Tommaso ed io...

ARGANTE: L'onore che mi fate...

DOTTOR DIARROICUS: A testimoniarvi, Signore...

ARGANTE: E avrei voluto...

DOTTOR DIARROICUS: Il nostro piacere ...

ARGANTE :Poter venire io da voi...

DOTTOR DIARROICUS: Per la grazia che ci fate...

ARGANTE: Per garantirvi ...

DOTTOR DIARROICUS: Nel volerci ricevere ...

ARGANTE: Ma voi sapete, Signore ...

DOTTOR DIARROICUS: Onorandoci di entrare, Signore ...

ARGANTE: Che cos'è un povero malato...

DOTTOR DIARROICUS: Nella vostra famiglia ...

ARGANTE: Che altro non può fare...

DOTTOR DIARROICUS: E garantirvi ...

ARGANTE: Che dirvi qui ...

DOTTOR DIARROICUS: Che in ciò che dipende dal nostro mestiere...

ARGANTE: Ch'egli cercherà in ogni occasione...

DOTTOR DIARROICUS: Come del resto in tutte le altre cose...

ARGANTE: Di dimostrarvi, Signore ...

DOTTOR DIARROICUS: Saremo sempre pronti, Signore ...

ARGANTE: Ch'egli sarà al vostro servizio...

DOTTOR DIARROICUS: A testimoniarvi le nostre premure. *(Si gira verso suo flglio e gli dice)* .Coraggio, Tommaso, vieni avanti. Fai il tuo discorso.

TOMMASO DIARROICUS *(Un ragazzone che ha appena terminato gli studi e che fa ogni cosa senza grazia e nel momento sbagliato)* Conviene cominciare dal padre, non è così?

DOTTOR DIARROICUS: Certo.

TOMMASO DIARROICUS: Signore, io vengo a salutare, conoscere, onorare, riverire in voi un secondo padre. Ma un secondo padre al quale, oso dire, sono più obbligato che al primo. Il primo mi ha generato. Ma voi mi avete scelto. Egli mi ha accolto per necessità, ma voi mi avete accettato per grazia. Quel che in me si trova di lui è opera, del suo corpo. Ma quel che in me si trova di voi è opera della vostra volontà. E poiché le facoltà spirituali sono tanto più eccelse delle corporali, così tanto più grande è il mio debito e tanto più preziosa io stimo la prossima affiliazione, per la quale vi rendo gli umilissimi e rispettosissimi omaggi.

ANTONIETTA *(cameriera)* Evviva le scuole, da cui escono giovani di tanto talento!

TOMMASO DIARROICUS: È andata bene, padre mio?

DOTTOR DIARROICUS: *Optime.*

ARGANTE *(ad Angelica la figlia)*: Suvvia, salutate il Signore.

TOMMASO DIARROICUS: Signorina, né più né meno della statua di Memnone, che armoniosa immagine mandava quando la illuminavano i raggi del sole, alla stessa guisa mi sento io animato da un dolce empito all'apparir di quel sole che son le bellezze vostre. E come osservano gli indagatori della natura che il fiore chiamato eliotropio si volge sempre verso l'astro del giorno,così il mio cuore verso gli astri risplendenti dei vostri adorabili occhi, come al suo unico polo ogni ora si volgerà. Sopportate dunque, Signorina, che io appenda oggidì all'altare delle vostre venustà l'offerta di questo cuore,che altra gloria non respira e ad altra gloria non aspira che d'essere per tutta la vita, Signorina, il vostro umilissimo, obbedientissimo e fedelissimo servitore e marito.

ANTONIETTA *(canzonandolo)*: Ecco quel che significa studiare: impari a dire cose meravigliose.

ARGANTE: Bene! che ne dite voi figlia?

ANGELICA: Il Signore non finisce di stupirmi. Se è buon medico quanto è buon oratore, sarà un piacere far parte dei suoi pazienti.

ANTONIETTA: Questo è sicuro. Sarà una meraviglia, se le sue cure saranno belle come i suoi discorsi.

ARGANTE: Su, presto, la mia poltrona, e delle sedie per tutti. Mettetevi là, figlia mia. Come vedete, Signore, tutti ammirano vostro figlio, potete dirvi felice di avere un tale rampollo.

DOTTOR DIARROICUS: Signore, non perché io sia suo padre, ma posso dire che ho buone ragioni per essere contento di lui. Tutti quelli che lo conoscono ne parlano come d'un ragazzo sprovvisto della minima ribalderia. Non ha mai avuto troppo viva immaginazione, né quegli sprazzi di intelligenza che si possono notare in certuni. Ma proprio per questo ho tratto buoni auspici circa le sue facoltà di giudizio, che sono indispensabili per esercitare la nostra arte. Da piccolo, non è mai stato quel che si dice uno sbarazzino e un bambino vivace. Era sempre tranquillo, pacifico e taciturno, non c'era verso che dicesse una parola né mai si trastullava in quei giochi che definiamo infantili. Non vi dico la fatica che abbiamo fatto per insegnargli a leggere. Aveva già nove anni e ancora non distingueva le lettere dell'alfabeto. «Bene,» dicevo fra me e me, «gli alberi tardivi son quelli che danno i frutti migliori; è assai meno agevole incidere sul marmo che sulla sabbia. Ma le cose vi rimangono impresse ben più a lungo, e l'essere tanto lento nell'apprendere, è il crisma della retta capacità di giudizio che avrà.» Quando lo mandai a scuola, fece molta fatica, ma davanti alle difficoltà ce la metteva tutta, e i suoi insegnanti lodavano la sua assiduità e la sua volontà nell'adoperarsi. Infine, a furia di battere il ferro, è trionfalmente riuscito ad ottenere i suoi bravi diplomi e posso dire senza vanità che da quando è sui banchi universitari, cioè da due anni, non c'è stato candidato che abbia fatto più rumore di lui nelle dispute d'esame della nostra Facoltà. Ora è temutissimo e non c'è discussione di tesi in cui egli non sostenga ad oltranza l'opinione esattamente contraria. Nella disputa egli è incrollabile, difende i suoi princìpi con la fermezza di un Turco, non recede mai dal proprio parere e conduce ogni ragionamento fino alle estreme conseguenze della logica. Ma quel che mi piace in lui sopra ogni cosa, e in questo egli segue il mio esempio, è che si rifà ciecamente alle opinioni degli antichi, e che mai ha voluto comprendere, e nemmeno ascoltare, le ragioni e le esperienze delle pretese scoperte del nostro tempo intorno alla circolazione del sangue e ad altre opinioni della stessa risma.

TOMMASO DIARROICUS (*estraendo dalla tasca il rotolo di una dissertazione, che egli presenta ad Angelica*). Ho scritto un lavoro scientifico contro i circolazionisti, che col permesso del Signore oso presentare alla Signorina, doveroso omaggio delle primizie del mio sapere.

ANGELICA: Signore, scusate ma sarà per me un oggetto inservibile. Io non ci capisco niente di questi argomenti.

ANTONIETTA: Date, date a me, ci può sempre interessare per le figure, che vanno benissimo per arredare la nostra camera.

TOMMASO DIARROICUS: E sempre col permesso del Signore, vorrei invitarvi ad assistere, uno di questi giorni, per il vostro svago, all'autopsia di una donna, che sarà oggetto di una mia relazione.

ANTONIETTA: Sarà uno svago molto divertente. Certi invitano la fidanzata a teatro, ma vuoi mettere la galanteria di offrire un'autopsia?

DOTTOR DIARROICUS: Infine, circa i requisiti richiesti per il matrimonio e la procreazione, posso garantire che, secondo le regole dettate dai nostri luminari, egli è quanto di meglio si possa desiderare. Possiede in lodevole grado la facoltà di ingravidare e ha il temperamento necessario per generare e procreare figli di sana costituzione.

ARGANTE: Non avreste intenzione, Signore, di mandarlo a corte e di sollecitare per lui una carica di medico?

DOTTOR DIARROICUS: Parlando con franchezza, non è mai stato di mio gradimento esercitare la professione nell'ambiente dei potenti. Ho sempre pensato che fosse meglio per noi dedicarci alla gente comune. La gente comune è di tutto comodo. Non dovete rispondere delle vostre azioni; e purché si seguano le regole correnti dell'arte, non ci si preoccupa di quel che può capitare. Quel che dà fastidio nei potenti è che quando sono malati pretendono assolutamente che i medici li guariscano.

ANTONIETTA: Che strani tipi! È una bella pretesa voler essere guariti da voialtri, non li curate mica per questo. Il vostro scopo è di prescrivere dei rimedi e ricevere un appannaggio. Tocca a loro guarire, se ci riescono.

DOTTOR DIARROICUS: È vero. Abbiamo soltanto l'obbligo di eseguire i trattamenti secondo le forme consacrate.

(Angelica e Antonietta escono)

Il Malato immaginario, Atto Secondo, Scena VI.

(Argante, Dottor Diarroicus, Tommaso Diarroicus).

DIARROICUS: Dateci il permesso Signore di congedarci da Voi.

ARGANTE: Si ma prima sarei a pregarvi, Signore, di sapermi dire un pochino come sto.

DOTTOR DIARROICUS *(tastandogli il polso)*: Coraggio, Tommaso, prendi l'altro braccio del Signore e vediamo se sai dare una definizione corretta del suo polso. *Quid dicis?*

TOMMASO DIARROICUS: *Ego dico* che il polso del Signore è il polso di un uomo che non sta affatto bene.

DOTTOR DIARROICUS: Giusto.

TOMMASO DIARROICUS: Che è morbiduro, per non dire … duro.

DOTTOR DIARROICUS: Perfetto.

TOMMASO DIARROICUS: È scoccante …

DOTTOR DIARROICUS: *Bene respondere.*

TOMMASO DIARROICUS: E persino un tantino galoppante…

DOTTOR DIARROICUS: *Optime.*

TOMMASO DIARROICUS: E questo è un indizio di intemperie nel *parenchima splenico*, vale a dire intorno alla milza.

DOTTOR DIARROICUS: Perfetto.

ARGANTE:No, il dottor Purgon sostiene che è malato il fegato.

DOTTOR DIARROICUS: Sì, sì: chi dice *parenchima* dice entrambe le cose, che sono legate da una stretta simpatia, operata dal *vaso breve del piloro*, e spesso dai *meati del coledoco*. Vi avrà senz'altro prescritto le carni arrosto.

ARGANTE: No, soltanto carni lesse.

D. DIARROICUS: Esattamente, appunto come dico io. Siamo d'accordo. La prescrizione è saggia. Dettata da prudenza … siete in ottime mani amico mio.

ARGANTE: Vorrei sapere un'altra cosa dottore, quanti grani di sale devo mettere per un uovo.

DIARROICUS :Sei, otto, o dieci, insomma un numero pari. Invece per le medicine sempre un numero dispari.

ARGANTE: Grazie allora e arrivederci, dottore.

(I due si inchinano e vanno via.)

Il Malato Immaginario, da Atto Terzo, Scena V.

(Il dottor Purgante entra furibondo, dove sono Argante, Antonietta.)

DOTTOR PURGANTE: Ne ho sentite delle belle, giù alla porta. Qui ci si prende gioco delle mie prescrizioni, ci si rifiuta di assumere i rimedi che ho ordinato.

ARGANTE: Signore, non è …

DOTTOR PURGANTE: Ci vuole un bel coraggio, siamo di fronte all'aperta ribellione di un malato al proprio medico.

ANTONIETTA: È spaventoso.

DOTTOR PURGANTE: Un clistere, che avevo con tanto piacere ideato io stesso!

ARGANTE: Io non …

DOTTOR PURGANTE: Composto e formato secondo le regole dell'arte.

ANTONIETTA: Ha sbagliato.

DOTTOR PURGANTE: E che avrebbe prodotto nelle viscere un effetto meraviglioso.

ARGANTE: Mio fratello mi ha consigliato di …

DOTTOR PURGANTE: Mandarlo indietro con disprezzo!

ARGANTE: Io non …

DOTTOR PURGANTE: Composto e formato secondo le regole dell'arte.

ARGANTE:È stato lui, io ...

DOTTOR PURGANTE: Un'autentica diffamazione.

ANTONIETTA: È vero.

DOTTOR PURGANTE: Nella fattispecie, un reato contro la medicina.

ARGANTE: È lui che ha causato ...

DOTTOR PURGANTE: Un delitto di Lesa Facoltà, che non sarà mai punito abbastanza.

ANTONIETTA: Avete ragione.

DOTTOR PURGANTE: Vi dichiaro che interromperò il mio rapporto con voi.

ARGANTE: È stato mio fratello ...

DOTTOR PURGANTE: E non voglio più imparentarmi con voi.

ANTONIETTA: Fate benissimo.

DOTTOR PURGANTE: E per troncare ogni legame, questa è la donazione che avevo fatto a mio nipote per il matrimonio.

ARGANTE: È mio fratello che ha causato tutto il male.

DOTTOR PURGANTE: Disprezzare il mio clistere!

ARGANTE: Fatelo preparare, lo faccio subito.

DOTTOR PURGANTE: Avrei risolto il vostro caso in breve tempo.

ANTONIETTA: Non se lo merita.

DOTTOR PURGANTE: Vi avrei ripulito l'organismo, fatto evacuare interamente i cattivi umori.

ARGANTE: Ah! fratello.

DOTTOR PURGANTE: Ancora una dozzina di medicamenti, e avremmo svuotato il sacco fino in fondo.

ANTONIETTA: È indegno delle vostre cure.

DOTTOR PURGANTE: Ma poiché non avete voluto essere guarito dalle mie mani.

ARGANTE: Non è colpa mia.

DOTTOR PURGANTE:Poiché vi siete sottratto all'obbedienza che si deve al medico …

ANTONIETTA: È una cosa che grida vendetta.

DOTTOR PURGANTE: Poiché vi siete dichiarato ribelle ai rimedi che vi ordinavo...

ARGANTE: Ma niente affatto!

DOTTOR PURGANTE: Devo comunicarvi che vi abbandono alla vostra cattiva complessione, all'intemperie delle vostre viscere, alla corruzione del vostro sangue, all'acredine della vostra bile, allo schifo dei vostri umori.

ANTONIETTA: Ben fatto.

ARGANTE: Dio mio!

DOTTOR PURGANTE: E voglio vedervi cadere, fra quattro giorni, in uno stato di incurabilità definitiva.

ARGANTE: Ah! misericordia!

DOTTOR PURGANTE: Preda della bradipepsia.

ARGANTE: Dottor Purgante,la prego!

DOTTOR PURGANTE: E passare dalla bradipepsia alla dispepsia.

ARGANTE: Monsieur Purgon!

DOTTOR PURGANTE :Dalla dispepsia all'apepsia.

ARGANTE: Purgon!

DOTTOR PURGANTE: Dall'apepsia all'acolia...

ARGANTE: Purgon!

DOTTOR PURGANTE: Dall'acolia alla dissenteria...

ARGANTE: Purgon!

DOTTOR PURGANTE: Dalla dissenteria all'idropisia...

ARGANTE: Purgon!!

DOTTOR PURGANTE: E dall'idropisia alla vita che se ne va via per colpa della vostra follia.

(Purgante esce con Antonietta, Argante crolla su di una sedia).

Il Malato immaginario, da Atto terzo, scena X.

(Argante e Antonietta che si è travestita da medico).

ANTONIETTA: *(Fuori Scena)* Signore c'è qui un dottore che desidera di parlarvi.

ARGANTE: Quale dottore?

ANTONIETTA (cs) :Un dottore in medicina

ARGANTE: Io ti domando il suo nome.

ANTONIETTA: Non lo conosco ma mi somiglia come se fossimo due gocce d'acqua.

ARGANTE : Bene, fallo passare.

ANTONIETTA *(Entrando)*: Sono un medico per così dire di passo, vado di città in città, di provincia in provincia, di regno in regno, alla ricerca di casi clinici illustri e degni delle mie capacità, di malati di cui valga la pena di occuparsi, in grado di valorizzare i grandi e bellissimi segreti che ho scoperto nella medicina. Non mi degno di gingillarmi con la minutaglia delle malattie comuni, con sciocchezzuole come i reumatismi, le flussioncelle, le febbricole, i vapori, i mal di testa. Io esigo malattie di qualche portata; belle febbri continue con interessamento cerebrale, belle febbri esantematiche, belle pestilenze, buone idropisie conclamate, buone pleuriti con infiammazioni broncopolmonari; è lì che mi sento appagato, è lì che trionfo; e vorrei, Signore, che voi soffriste di tutte le malattie che ho elencato, che foste abbandonato da tutti i medici, in una situazione disperata, in agonia, per mostrarvi quanto siano efficaci i miei rimedi, e quanto grande il desiderio di rendervi un servigio.

ARGANTE: Vi sono obbligato, Signore, per tutte le gentilezze che mi dimostrate.

ANTONIETTA: Datemi il polso. Su, coraggio, qui bisogna pulsare come si deve. Ahi, vi insegno io adesso come dovete fare. Oh! Ma questo polso fa i capricci; come si vede che ancora non mi conosce. Chi è il vostro medico?

ARGANTE: Il dottor Purgon.

ANTONIETTA: Non è presente nella lista che ho compilato dei grandi medici. Secondo lui, di che cosa siete malato?

ARGANTE: Dice che è malato il fegato, mentre altri dicono che è la milza.

ANTONIETTA: Sono tutti ignoranti: malati sono i polmoni.

ARGANTE: I polmoni?

ANTONIETTA: Si, certo, che vi ha prescritto il medico?Dieta? No! Il vino deve essere puro. E per ispessire il vostro sangue, che è troppo fluido, ci vuole del buon sano manzo, del buon sano maiale, del buon formaggio olandese, avena e riso, e castagne e pasticceria fresca, a scopo amalgamante e conglutinante. Il vostro medico è un somaro. Ve ne manderò uno io, e verrò a vedervi di tempo in tempo, mentre rimarrò in questa città.

ARGANTE:Vi sono molto obbligato.

ANTONIETTA: E di quel braccio lì, cosa ne fate?

ARGANTE: Come?

ANTONIETTA: Se fossi in voi, questo braccio me lo farei tagliare immediatamente.

ARGANTE: E perché?

ANTONIETTA: Non vedete che trae a sé tutto il nutrimento, e che impedisce all'altro di disporne adeguatamente?

ARGANTE: Sì, ma del mio braccio io ho bisogno.

ANTONIETTA: Anche l'occhio destro mi farei cavare, se fossi in voi.

ARGANTE: Cavare un occhio?

ANTONIETTA: Non vedete che è di ostacolo all'altro e gli sottrae tutto il nutrimento? Credetemi, fatevelo cavare al più presto, vedrete assai meglio con l'occhio sinistro.

ARGANTE: Grazie, Non c'è fretta.

ANTONIETTA: Vi saluto. Mi dispiace di lasciarvi così presto; ma devo partecipare a un importante consulto, per un uomo che è morto ieri.

ARGANTE: Per un uomo che è morto ieri?

ANTONIETTA: Sì, dobbiamo rifletterci sopra, e vedere che cosa si sarebbe dovuto fare per guarirlo. Arrivederci.

ARGANTE: Voi sapete che i malati non accompagnano il dottore alla porta. (A. *Va via*).Ecco un medico che mi sembra davvero competente. Sì, però forse un po' troppo sbrigativo. Ma ... tutti i grandi medici sono fatti così. Ma a pensarci bene ... Tagliarmi un braccio e cavarmi un occhio, affinché l'altro funzioni meglio? Preferisco che funzioni così così. Bell'intervento, rendermi guercio e monco.!

L'USO DI ATTORI NELLE SIMULAZIONI

Specialmente nei paesi anglosassoni sono stati introdotti gli attori per fare delle simulazioni realistiche dei comportamenti dei pazienti. In America molti simulano anche bene i segnali fisici della patologia.

Sempre di più vengono utilizzati per la formazione e all'interno degli esami della facoltà. Recentemente anche in Francia sono stati fatti stanziamenti ingenti in questo senso. Non voglio andare in controtendenza ma per quanto riguarda i meccanismi di comunicazione non è un utilizzo che va bene.

E addirittura come simulazione non ritengo sia corretta. E vado a motivare. Noi stiamo imparando tutte le problematiche e le tecniche della scena e stiamo capendo come una delle cose che non vanno bene è che uno dei due attori che si trovano davanti vada a copione e un altro utilizzi l'improvvisazione.

È una tecnica mista che non funziona proprio perché non sono uguali le tecniche usate ed i livelli di comunicazione. L'attore fa una simulazione della realtà che ha imparato tecnicamente a riprodurre; il medico in teoria non simula ma vive, pur sapendo che si trova di fronte ad una simulazione. Quindi non sarà mai se stesso, perché si comporta come quell'attore amatoriale che fa il RP per gioco.

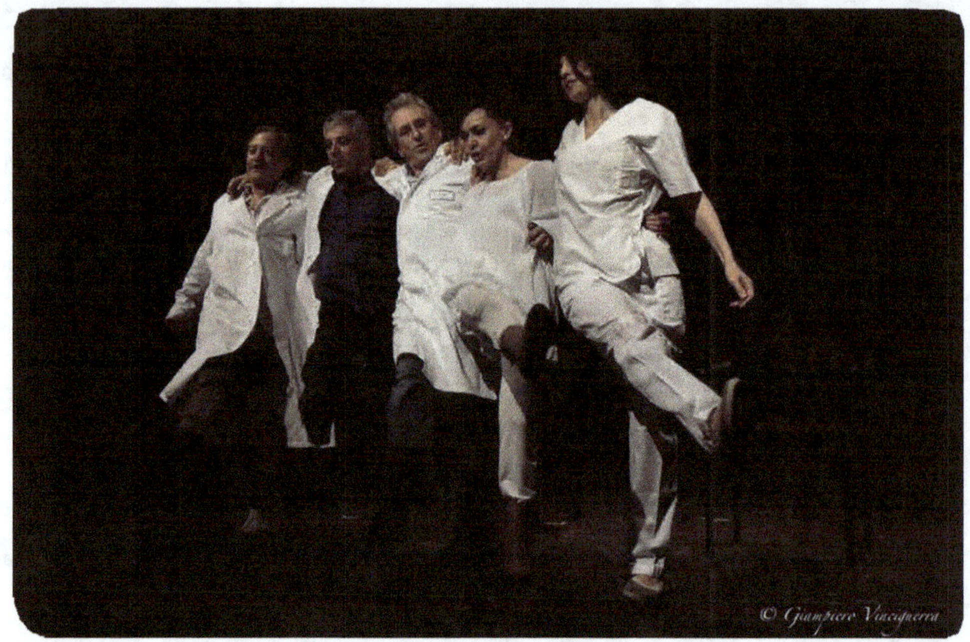

- *Medici recitano con la TBM*

Capitolo 14

POESIE
(per esercizi sul paravebale)

ANTOLOGIA TBM

ALLA SERA
Ugo Foscolo

Forse perché della fatal quiete
tu sei l'immago a me sì cara vieni
o Sera! E quando ti corteggian liete
le nubi estive e i zeffiri sereni,

e quando dal nevoso aere inquiete
tenebre e lunghe all'universo meni
sempre scendi invocata, e le secrete
vie del mio cor soavemente tieni.

Vagar mi fai co' miei pensier su l'orme che
vanno al nulla eterno; e intanto fugge
questo reo tempo, e van con lui le torme

delle cure onde meco egli si strugge;
e mentre io guardo la tua pace, dorme
quello spirto guerrier ch'entro mi rugge

VOI CH'ASCOLTATE
Petrarca

Voi ch'ascoltate in rime sparse il suono
di quei sospiri ond'io nudriva 'l core
in sul mio primo giovenile errore
quand'era in parte altr'uom da quel ch'i' sono,

del vario stile in ch'io piango et ragiono
fra le vane speranze e 'l van dolore,
ove sia chi per prova intenda amore,
spero trovar pietà, nonché perdono.

Ma ben veggio or sì come al popol tutto
favola fui gran tempo, onde sovente
di me medesmo meco mi vergogno;

et del mio vaneggiar vergogna è 'l frutto,
e 'l pentersi, e 'l conoscer chiaramente
che quanto piace al mondo è breve sogno.

TANTO GENTILE
Dante

Tanto gentile e tanto onesta pare
la donna mia quand'ella altrui saluta,
ch'ogne lingua deven tremando muta,
e li occhi no l'ardiscon di guardare.

Ella si va, sentendosi laudare,
benignamente d'umilta' vestuta;
e par che sia una cosa venuta
da cielo in terra a miracol mostrare.

Mostrasi sì piacente a chi la mira,
che dà per li occhi una dolcezza al core,
che 'ntender non la puo' chi no la prova;

e par che de la sua labbia si mova
uno spirito soave pien d'amore,
che va dicendo a l'anima: Sospira.

CANTICO DELLE CREATURE
S. Francesco

Altissimu, onnipotente bon Signore,
tue sò le laude, la gloria e l'honore
et onne benedictione.
Ad te solo, Altissimo, se konfane
et nullu homo éne dignu te mentovare.

Laudato sie, mi' Signore,
cum tucte le tue creature,spetialmente messor lo frate Sole,
lo qual è iorno et allumini noi per lui.
Et ellu è bellu e radiante cun grande splendore:
de Te, Altissimo, porta significatone.

Laudato si', mi' Signore, per sora Luna e le stelle:
in celu l'ài formate clorite et preziose et belle.

Laudato si', mi' Signore, per frate Vento
et per aere et nubilo et sereno et omne tempo,
per lo quale a le Tue creature dài sostentamento

Laudato sì', mi' Signore, per sor 'Acqua,
la quale è multo utile et humile et preziosa et casta.

Laudato si', mi' Signore, per frate Focu,
per lo quale enallumini la nocte:
et ello è bello, et iocundo et robustoso et forte.

Laudato si', mi' Signore, per sora nostra matre Terra,
la quale ne sustenta et governa,
et produce diversi fructi con coloriti fiori et herba.

Laudato sì', mi' Signore per quelli ke perdonano
per lo Tuo amore
et sostengono infirmitate et tribolazione.
Beati quelli ke 'l sosteranno in pace,
ke da Te Altissimo, saranno incoronati.

Laudato sì', mi' Signore, per sora nostra Morte corporale,
da la quale nullu homo vivente po' skappare:
guai a quelli ke morrano ne le peccata mortali;
beati quelli ke troverà ne le Tue santissime voluntati,
ka la morte seconda no 'l farrà male.

Laudate e benedicete mi' Signore et rengratiate
e serviateli cum grande humilitate.

"CANZONE DI BACCO "
Lorenzo de Medici

Quant'è bella giovinezza,
che si fugge tuttavia!
chi vuol esser lieto, sia:
di doman non c'è certezza.

Quest'è Bacco ed Arïanna,
belli, e l'un de l'altro ardenti:
perché 'l tempo fugge e inganna,
sempre insieme stan contenti.
Queste ninfe ed altre genti
sono allegre tuttavia.
Chi vuol esser lieto, sia:
di doman non c'è certezza.

Questi lieti satiretti,
delle ninfe innamorati,
per caverne e per boschetti
han lor posto cento agguati;
or da Bacco riscaldati
ballon, salton tuttavia.
Chi vuol esser lieto, sia
di doman non c'è certezza.

Queste ninfe hanno anco caro
da lor essere ingannate:
non può fare a Amor riparo,
se non gente rozze e ingrate:
ora insieme mescolate
suonon salton tuttavia.
Chi vuol esser lieto, sia:
di doman non c'è certezza.

Questa soma, che vien drieto
sopra l'asino, è Sileno:
così vecchio è ebbro e lieto,

già di carne e d'anni pieno;
se non può star ritto,
almeno ride e gode tuttavia.
Chi vuol esser lieto, sia:
di doman non c'è certezza.

Mida vien dopo a costoro:
ciò che tocca, oro diventa.
E che giova aver tesoro,
s'altro poi non si contenta?
Che dolcezza vuoi che senta
chi ha sete tuttavia?
Chi vuol esser lieto, sia:
di doman non c'è certezza.

Ciascun apra ben gli orecchi,
di doman nessun si paschi;
oggi siàn,giovani e vecchi,
lieti ognun, femmine e maschi;
ogni tristo pensier caschi:
facciam festa tuttavia.
Chi vuol esser lieto, sia:
di doman non c'è certezza.

Donne e giovinetti amanti,
viva Bacco e viva Amore!
Ciascun suoni, balli e canti!
Arda di dolcezza il core!
Non fatica, non dolore!
Ciò ch'a esser convien sia.
Chi vuol esser lieto, sia:
di doman non c'è certezza.

LA PIOGGIA NEL PINETO
D'annunzio

*Taci. Su le soglie
del bosco non odo
parole che dici
umane; ma odo
parole più nuove
che parlano gocciole e foglie
lontane.
Ascolta. Piove
dalle nuvole sparse.
Piove su le tamerici
salmastre ed arse,
piove sui pini
scagliosi ed irti,
piove sui mirti
divini,
su le ginestre fulgenti
di fiori accolti,
sui ginestri folti
di coccole aulenti,
piove sui nostri volti
silvani,
piove sulle nostre mani
ignude,
sui nostri vestimenti
leggieri,
su i freschi pensieri
che l'anima schiude
novella,
su la favola bella
che ieri
t'illuse, che oggi m'illude,
o Ermione
Odi? La pioggia cade
su la solitaria*

*verdura
con un crepitio che dura
e varia nell'aria
secondo le fronde
più rade, men rade.
Ascolta. Risponde
al pianto il canto
delle cicale
che il pianto australe
non impaura,
nè il ciel cinerino.
E il pino
ha un suono, e il mirto
altro suono, e il ginepro
altro ancora, stromenti
diversi
sotto innumerevoli dita.
E immersi
noi siam nello spirto
silvestre,
d'arborea vita viventi;
e il tuo volto ebro
è molle di pioggia
come un foglia,
e le tue chiome
auliscono come
le chiare ginestre,
o creatura terrestre
che hai nome
Ermione.*

SE

Ruyard Kipling

Se riuscirai a non perdere la testa quando tutti
la perdono intorno a te, dandone a te la colpa;
se riuscirai ad aver fede in te quando tutti dubitano,
e mettendo in conto anche il loro dubitare;
se riuscirai ad attendere senza stancarti nell'attesa,
se, calunniato, non perderai tempo con le calunnie,
o se, odiato, non ti farai prendere dall'odio,
senza apparir però troppo buono o troppo saggio;
Se riuscirai a sognare senza che il sogno sia il padrone;
se riuscirai a pensare senza che pensare sia il tuo scopo,
se riuscirai ad affrontare il successo e l'insuccesso
trattando quei due impostori allo stesso modo
se riuscirai ad ascoltare la verità da espressa
distorta da furfanti per intrappolarvi gli ingenui,
o a veder crollare le cose per cui dai la tua vita
e a chinarti per rimetterle insieme con mezzi di ripiego;
Se riuscirai ad ammucchiare tutte le tue vincite
e a giocartele in un sol colpo a testa-e-croce,
a perdere e a ricominciar tutto daccapo,
senza mai fiatare e dir nulla delle perdite;
se riuscirai a costringere cuore, nervi e muscoli,
benché sfiniti da un pezzo, a servire ai tuoi scopi,
e a tener duro quando niente più resta in te
tranne la volontà che ingiunge: "tieni duro!";
Se riuscirai a parlare alle folle serbando le tue virtù,
o a passeggiar coi Re e non perdere il tuo fare ordinario;
se né i nemici o i cari amici riusciranno a colpirti,
se tutti contano per te, ma nessuno mai troppo;
se riuscirai a riempire l'attimo inesorabile
e a dar valore ad ognuno dei suoi sessanta secondi,
il mondo sarà tuo allora, con quanto contiene,
e - quel che è più, tu sarai un Uomo, ragazzo mio!

IL CINQUE MAGGIO

Alessandro Manzoni

Ei fu. Siccome immobile,

dato il mortal sospiro,
stette la spoglia immemore
orba di tanto spiro,
così percossa, attonita
la terra al nunzio sta,

Muta pensando all'ultima
Ora dell'uom fatale
Né sa quando una simile
Orma di piÈ mortale
La sua cruenta polver
a calpestar verrà.
Lui folgorante in solio
Vide il mio genio e tacque;
quando, con vece assidua,
cadde, risorse e giacque
di mille voci al sonito
mista la sua non ha :
vergin di servo encomio
e di codardo oltraggio
sorge or commosso al subito
sparir di tanto raggio;
e scioglie all'urna un cantico
che forse non morrà.
Dall'alpi alle piramidi,
dal manzanarre al Reno,
di quel securo il fulmine
tenea dietro al baleno;
scoppiò da Scilla al Tanai
dall'uno all'altro mar.
Fu vera gloria? Ai posteri

L'ardua sentenza : nui

Chiniam la fronte Al massimo
Fattor che volle in lui
Del creator suo spirito
Più vasta orma stampar.
La procellosa e trepida
Gioia di un gran disegno,
l'ansia di un cor che indocile
serve, pensando al regno;
e il giunge, e tiene un premio
ch'era follia sperar;
tutto ei provò:la gloria
maggior dopo il periglio,
la fuga e la vittoria,
la reggia e il tristo esiglio;
due volte nella polvere,
due volte sull'altar.
Ei si nomò:due secoli,
l'un contro l'altro armato,
sommessi a lui si volsero.
Come aspettando il fato
Ei fè silenzio ed arbitro
S'assise in mezzo a lor.

IL PIÙ BELLO

Nazim Hikmet

Il più bello dei mari
è quello che non navigammo.
Il più bello dei nostri figli
non è ancora cresciuto.
I più belli dei nostri giorni
non li abbiamo ancora vissuti.
E quello
che vorrei dirti di più bello
non te l'ho ancora detto.

È NOTTE

Edoardo De Filippo

Tutt'è silenzio dint'a sta nuttata
nun se sente nu passo 'e cammenà.
Nu ventariello tutta na serata
pare ca me vuleva accarezzà.
E finalmente chiagno! Tu non vide, tu
staje luntano, comme 'o può 'vedè?
Però t' 'o ddico pecchè tu me cride
e si me cride, chiagne nzieme a me!
Scenne stu chianto lento, doce doce,
nun aizo na mano p' 'asciuttà.
Io strillo pÈ te fa 'sentì sta voce,
ma tu non puo' sentì...c'allùcco a ffa'?
Tutt'è silenzio...ncielo quanta stelle!
affaccete, tu pure 'e ppuo' vedè:
songo a migliare, e saie pecchè so' belle?
Pecchè stanno luntano, comm' 'a tte!

Capitolo 15

UNA COMMEDIA PER CURARE

"È stata una commedia.

Cosa altro avrebbe potuto essere?

Forse non è tutto un gioco ciò che facciamo anche se ci sembra

Tanto grande e tanto profondo...

Giochiamo e recitiamo sempre, chi lo sa è accorto."

(Arthur Schnitzler dalla commedia Paracelso)

Leggendo come gli autori di Teatro di tutti i tempi analizzano il rapporto medico-paziente vengono in mente alcune osservazioni.

"I medici dovrebbero guarire. Da un punto di vista interattivo, tale premessa li pone in una posizione assai curiosa: occupano la posizione complementare one-up nella relazione dottore-paziente finché il malato non è guarito. D'altra parte, quando falliscono i loro sforzi, le posizioni si rovesciano: la natura della relazione dottore-paziente è allora dominata dalla refrattarietà della condizione del paziente e il medico viene a trovarsi nella posizione one - down"
(Jackson, Beavin, Watzlawick, 1971).

Tra medico e paziente vi è, dunque, un'ineguaglianza nel rapporto di potere. È, questa, un'asimmetria dovuta al contenuto della comunicazione e ai compiti dell'interazione. Il contenuto, infatti, verte sulle condizioni di salute dell'assistito e non su quelle del medico; i compiti dell'interazione prevedono che spetti al paziente dover esporre i sintomi, rispondere alle domande e accettare le decisioni e i consigli del medico.

Naturalmente, il grado di asimmetria che viene ad instaurarsi dipende da ciascun caso specifico di comunicazione, dalla cortesia e dal modo di porsi del medico, oltre che dalla capacità del malato di prendere l'iniziativa. Il medico, di solito, è colui che per primo pone delle domande e prende l'iniziativa, ma in alcuni casi il paziente può assumere un ruolo più attivo, fornendo informazioni dettagliate e formulando a sua volta delle domande.

E nelle commedie che abbiamo selezionato tutto questo è evidente. In Moliere, ma anche in Goldoni e nel quasi contemporaneo Jules Romains.
E nel modernissimo Arthur Schnitzler. Certo alle volte tutto questo è messo in satira, come la commedia pretende.

UNA COMMEDIA PER CURARE

Da un'indagine condotta da West nel 1984, è stato evidenziato che spesso le domande dei pazienti sono male accolte dai medici, che considerano la domanda lo strumento principale di controllo delle sequenze interattive e, quindi, un elemento fondamentale per mantenere una posizione dominante. Anche la scelta lessicale del medico serve a creare un maggiore o minore livello di asimmetria.

"È stato ampiamente mostrato che la scelta di un linguaggio tecnico, con termini specialistici più o meno complessi, può essere usata per stabilire l'autorità del medico, affermare le sue conoscenze e determinare il suo ruolo rispetto al paziente"
(Zani & Cicognani.).

Sembra, inoltre, che il medico, in posizione di superiorità, tenda ad "infantilizzare" il paziente, esprimendosi attraverso l'uso di diminuitivi o mediante il ricorso al dativo etico ("Mi faccia questa cura …"). L'asimmetria nella relazione non è del tutto negativa dal momento che, in alcuni casi, essa contribuisce a creare un rapporto di fiducia nei confronti del medico. Specie nei casi di "paziente dipendente", essa garantirà un'aderenza maggiore alle cure prescritte.

In Teatro questa immagine lessicale del medico la troviamo ben espressa nella commedia dell'Arte.
E voglio concludere con due battute tratte dalla commedia Paracelso di Arthur Schnitzler.

PARACELSO: Non sono uno stregone, nobile signora.
Sono un medico, solo più capace degli altri.
CYPRIAN: Cosa siano i medici lo sappiamo bene, mio caro. Essi non recitano certo le farse che recitate voi. Ad ogni buon conto qualunque cosa voi siate, mi divertite, e dal momento che avete varcato la mia soglia, siate il mio ospite ....

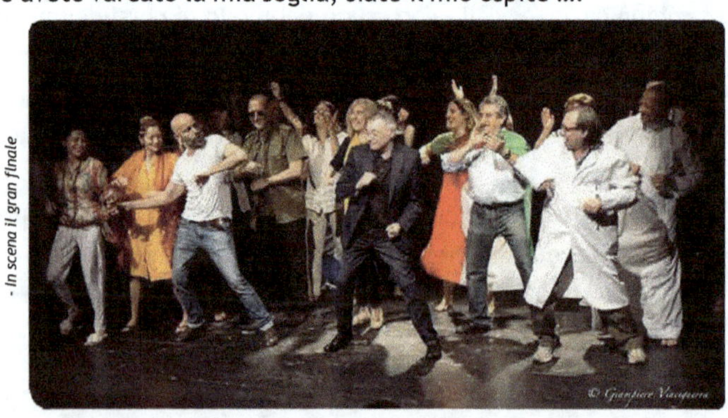

- In scena il gran finale

BREVE EPILOGO....

La nostra società ha raggiunto risultati sorprendenti nella comunicazione, ma abbiamo dimenticato che il processo di vivere richiede l'abilità di reagire,entrare in contatto e di comunicare la propria esperienza a un altro essere umano. Il problema dell'espressione è stato trattato come un processo puramente meccanico, che implica la voce, il linguaggio, la retorica, piuttosto che un mezzo per condividere il proprio modo individuale di avere esperienza. Tutti gli esseri umani hanno bisogno di questo, se la vita non deve ridursi a una "recita di ruoli", che invece molti considerano un modo di vivere ma coscientemente deve diventare una "rappresentazione viva", dove la tecnica ci supporta e sostiene nel nostro percorso umanistico e/o scientifico.

....DI UN LUNGO SOGNO.

Quando mi capitava di sentire in passato delle lezioni sulla comunicazione in sanità mi dicevo sempre... sì, questa è teoria, ma in pratica? Chi insegna a noi medici delle tecniche pratiche per migliorare la comunicazione? Nessuno! Allora ho deciso. Io da quasi quaranta anni faccio due mestieri: il Medico ed il comunicatore nello spettacolo, dove ricopro tanti ruoli diversi. Io mi devo impegnare in questo senso.
Se non lo faccio io chi lo può fare?
E da quel momento ho impegnato tutte le mie energie nel creare la TBM.

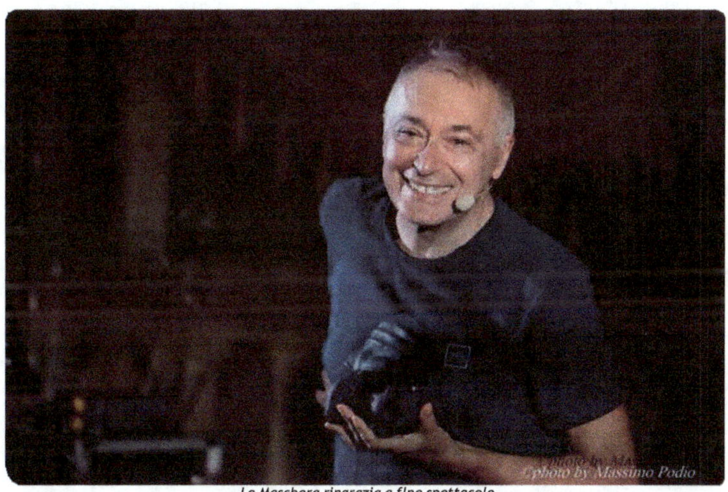

- La Maschera ringrazia a fine spettacolo

16

Engaged Communication Questionnaire (ECQ)

16.Engaged Communication Questionnaire (ECQ)
Lastretti e Giordano (2016)

Ti chiediamo di autovalutarti, nelle seguenti affermazioni, considerando che non ci sono risposte giuste o sbagliate:

• Descrivi, con un valore in percentuale da 1% al 100%, la tua comunicazione:

.... % NON VERBALE

.... % VERBALE

.... % PARA VERBALE

• Quando sei in visita con il paziente, quanto credi di utilizzare in percentuale da 1% al 100%:

.... % SGUARDI

.... % POSTURA

.... % MIMICA

.... %PROSSEMICA

• Da 1 a 10 quanto credi che sguardi, postura e mimica siano importanti nella comunicazione con il paziente, segna con una X la risposta che ritieni che più ti rappresenti?

Per niente importante	Importante	Importante	Importante	Importante	Importante	Importante	Importante	Importante	Molto importante
1	2	3	4	5	6	7	8	9	10

• In quale percentuale credi che la tua comunicazione verbale sia presente quando sei in visita con il paziente? Segna con una X risposta che ritieni che più ti rappresenti

>20 % >50% >70% >90%

• Da 1 a 10 quanto credi che l'ascolto attivo sia importante nella visita con il paziente? Segna con una X risposta che ritieni che più ti rappresenti

Per niente importante	Importante	Importante	Importante	Importante	Importante	Importante	Importante	Importante	Molto importante
1	2	3	4	5	6	7	8	9	10

• Quando comunichi con il paziente, credi di modulare l'espressività vocale, per es utilizzando espressioni dialettali, se si in quale percentuale? Indica la percentuale che ritieni che più ti rappresenti

>20 % >50% >70% >90%

• Credi che da 1 a 10, in visita con il paziente di modulare il tono della tua voce e in generale la tua comunicazione paraverbale? Segna con una X risposta che ritieni che più ti rappresenti

Per niente importante	Importante	Importante	Importante	Importante	Importante	Importante	Importante	Importante	Molto importante
1	2	3	4	5	6	7	8	9	10

17. BIBLIOGRAFIA

 BIBLIOGRAFIA

1. *Aristotele, Poetica. Editori Laterza, Bari 1998.*

2. *Charon R., Wier P. "Narrative Evidence Based Medicine", Lancet,n. 26, pag.296-297.2008*

3. *Charon R. "Narrative medicine: honoring the stories of illness" Oxford University Press, 2006.*

4. *Charon R. "Narrative medicine, a model for empaty, reflection, profession and trust". JAMA, 286. 2001.*

5. *Charon R., "Narrative and Medicine", N. Engl. J. Med, 350:862, 2004.*

7.*Fo D. "Manuale minimo dell'attore". Einaudi, Torino 1987*

6.*Diderot D., "Paradosso sull'Attore", la Vita Felice, Milano 2009.*

8. *Giordano R., "Theatrical Based Medicine", MEDIA, pag. 39-42, numero tre, settembre 2013.*

9. *Giordano R,, Salomone E., Barrovecchio S., "Theatrical based medicine". Congresso Nazionale SID, maggio 2014, Bologna, Poster.*

10. *Giordano R. "Theatrical based Medicine:una nuova tecnica di comunicazione." Giornale di AMD, n.3, ottobre 2014, vol. 17: 148 – 151.*

11. *Giordano R. "Theatrical Based Medicine, per migliorare la comunicazione medico - paziente". M.D. Medicinae Doctor, Anno XXII numero I – 20 febbraio 2015, 14-16.*

12. *Giordano R. "L'isola che c'è, la commedia dell'Insulina". Editore Pagine, 2011.*

13. *Giordano R. " La Theatrical based medicine: una nuova forma di comunicazione". Health*

Policy. Anno 2, Vol.2 numero I, 24-27, March 2015.

14.Giordano R. Theatrical based medicine Manuale teorico pratico, prima edizione, Pacini Editore, 2015.

14. Giordano R., "Al Bivio", Palombi Editori, Febbraio 2019.

15. Giordano R. "Processo per eresia" Palombi editori 2020

16. Giordano R. "Prossima fermata l'isola che c'è, Editore CNI/Amazon 2021

17.Greenhalgh T., Hurwitz B., "Narrative based medicine", BMJ books, London 1998.

18. Greenhalgh T. Hurwitz B. "Narrative based medicine why study narrative." British Med. Journal 318, 7175. 1999.

19. Hurwitz B. "The narrative turn in medical ethics", The Lancet, Vol. 361, n. 9365, 2003.

20. AAVV Ippocrate è di scena. Antologia di testi teatrali TBM. A cura di Renato Giordano. Pagine 144. Roma Pagine editore, 2015.

21. Lastretti M., Marchini F., Caputo A., Giordano R. "Communication through theatrical based medicine.method a key to relaction in diabetology. IDF, Busan Korea, Dicember 2019.

22. Malcovati F. "Stanislavskij", Ed. Laterza, Bari 1994.

23. Masini V., "Medicina narrativa", Franco Angeli Editore.Milano, 2005.

24. Petri L., "La Medicina del Palcoscenico", "Il giornale della previdenza ENPAM, XXII, n. 2, 44.45, 2017.

25. Quaranta I. Ricca M. "Malati fuori luogo", Raffaello Cortina Editore 2012.

26. *Sackett DL, Rosemberg WM, Gray JA. "What it is and what is'nt EBM", BMJ,212:71.72, 1996.*

27. *Salomone E., Giordano R.,"Correlazione tra miglior outcomes metabolico ed empatia nel paziente diabetico seguito dal medico formato dalla TBM". Congresso AMD, poster, Genova, 2015.*

28. *Scarpitta A.M., Mastrilli V., Manicardi E., Giordano R. et al. "Health literacy e TBM in Diabetologia: un tassello chiave nel puzzle educazionale", JAMD, vol 19, n.4. 236, 247, 2016.*

29. *Stanislavskij K., "Il lavoro dell'attore su se stesso e sul personaggio", Editore Laterza, Bari 2013.*

30. *Strasberg L., "Il sogno di una passione, lo sviluppo del metodo", Ubulibri, Milano, 2005*

31. *Strasberg S., "Marylin and me", Warner books, 1992.*

32. *"Tutto Diabete" Rivista di educazione e prevenzione. "il Teatro entra in diabetologia". Anno 31, ottobre -dicembre 2014.*

33. *Baroque Music Heatlth, un progetto di Renato Giordano, CNI Music, CD, novembre 20*

34. *Giordano R.* Il teatro Tordinona, "maschere allo specchio". Pagine Editore. Novembre 2021

9 791280 378033